U0032984

代謝力UP
減醣好好

體重輕鬆瘦，
體脂降10%的
升級版技巧

娜塔（Nata）——著

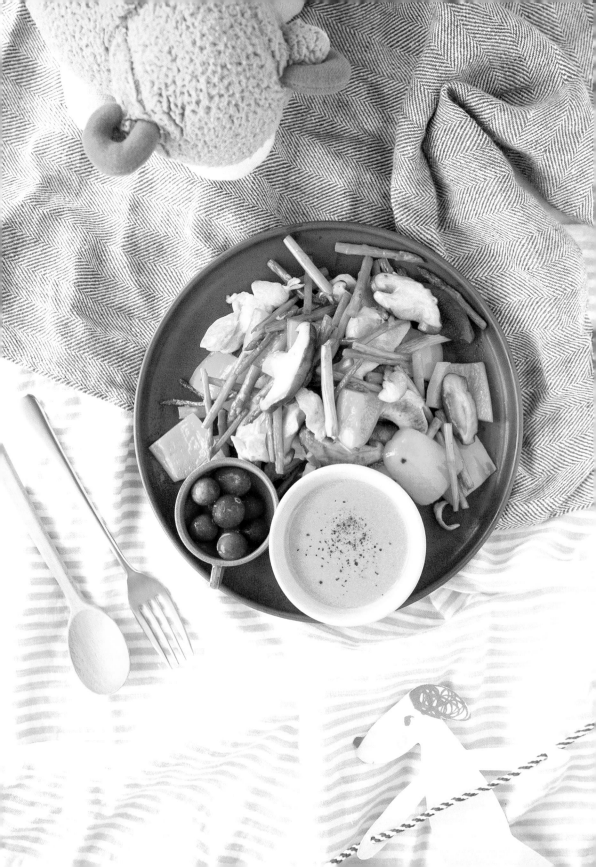

第一章

減醣是促進新陳代謝的強大能量　030

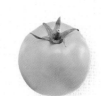

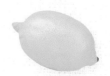

第二章

我到底適不適合減醣？　046

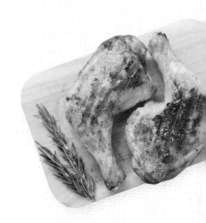

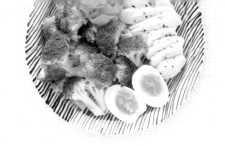

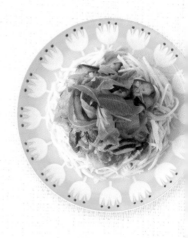

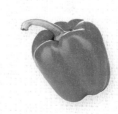

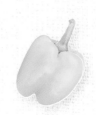

要是沒有減醣，我絕對會胖一輩子！

過去我一直把自己的肥胖歸咎於家族遺傳、新陳代謝差，覺得會肥就是先天條件差。三十歲後，我發現想瘦變得越來越艱難，尤其生完小女兒星球妹之後，我的體重攀到人生的高峰居高難下，更加強了「此生都不會瘦」的負面想法。

其實肥胖時我並沒有特別放縱，因為愛漂亮嘛，每當看自己不順眼總會警醒，接著「又」開始節制飲食或密集運動，但不是效果不好就是難以堅持，一想到「又要減了」就很不情願，心想老娘要瘦怎會這麼難呢？那些復胖輪迴的日子，我從來沒有瘦身成功過，直到兩年前接觸減醣飲食，才終於發現難瘦的真正原因：醣分沒控制！

減醣除了奇蹟出現：讓我一舉瘦身成功（體脂32%變22%）、維持兩年不復胖，意外收穫的是精神飽滿、膚質變好、過敏改善，身體的每一吋都彷彿重生！過去我只膚淺地想著變瘦變美，沒想到減醣的同時我竟獲得更棒的禮物 ── 健康。

減肥同時減掉了不健康的飲食習慣，幫助身體找回自我。回想當初若沒下定決心減醣，我絕對會胖一輩子！

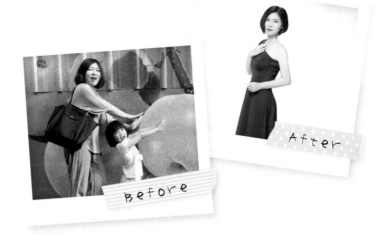

Before

After

瘦下來之後，我的體力比以前好太多太多，開設了臉書社團 ——
「減醣好好」與大家互動，半年多社員人數累積將近30萬，速度
十分驚人！看過無數例子因減醣而改頭換面、擁有健康，深深覺
得減醣不只為我自己帶來更加積極美好的生活，對許多想輕鬆擁
抱幸福的人，更是不可或缺的原動力。

親身實踐加上回答無數疑難，累積了非常豐富的經驗。這本《代
謝力UP減醣好好》具有清晰易懂的知識，對初學者或是已有減醣
基礎的人，在代謝促進上提供更多方向做提升。

只要好好執行，絕對能讓你的減醣計畫突飛猛進。然後你會發現
更神奇的事 —— 這本書看到最後就知道了。

今天起，一切就從減去多餘的醣分開始吧！

好好減醣，它必定加倍回饋你。

減醣：
各種「成功」減肥法的核心　　　　　　　　宋晏仁 醫師

會翻閱本書的讀者，相信都是「同船共渡」的有緣人，我們都有一個共同的盼望，那就是：安全成功地到達瘦身的彼岸，並且從此享受苗條快樂的人生。

但如果我告訴你，根據過去半世紀來關於各式減肥法的文獻統計，減肥成功的機率只有5％左右，你可能會驚惶失措地問，這條減肥之船最終必將翻覆嗎？

這裡我們需要先定義：何謂減肥「成功」？

一般商業減重產品或療程的目標，是三個月減重10％，例如：100公斤減到90公斤。這已經很不容易，而且要是真能減重10％，各項健康指標都會改善：月經會變規則，不孕症的可以懷孕，高血壓、高血糖、高血脂、高尿酸都會改善。但這三個月，你很可能必須吃得淡如水、少如鳥，餓得咬牙，還得跟教練揮汗如雨地蹦跳，加上不斷精神喊話：減肥必勝！瘦身必成！

減肥靠方法，不是靠意志力。

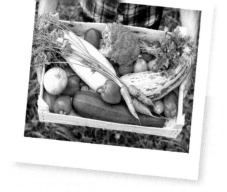

美國醫師協會期刊（JAMA）2014年評估了30種商業減重法，發現所有方法都能達標，不分軒輊。所以，不管你採用哪種減肥法，只要乖乖做，幾個月下來都會達標。達標當天，你可能辦個慶祝趴，領獎狀獎盃，過幾天開始恢復「正常」的「人間」飲食，肥油也就悄悄地回來了。體重計會像魔鏡一樣，告訴你實話。

醫學上定義真正的減肥成功，是達到目標後，維持五年不復胖。

五年不復胖？意思是說五年都只喝水、餓肚子度日嗎?!

不是的。娜塔老師和宋醫師都會很肯定地告訴你：如果你「吃對」食物，可以終身不復胖。

自1980年代起全球肥胖大流行。1974年瑞典因應食物價格上漲，提出了第一版的飲食金字塔，日本、西德也跟進。1992年，美國農業部（USDA）也正式提出了一套美國人飲食金字塔，建議：主食類（醣類）要吃最多，蔬菜水果次之，肉類奶類更少些，嚴

格限制油脂攝取。美國老大哥這麼說，各國群起效尤，提出自家版本的飲食金字塔，而全球食品製造商、醫療營養「專家」也都順從地照做。結果呢？全球肥胖人數暴增，美國肥胖人口達50%以上，台灣也有將近30%的肥胖人口，很多美國學者甚至認為肥胖症已危及國安。

減肥書形形色色，莫衷一是。我研讀多年來肥胖醫學的研究報告，發現能夠長久維持「成功」減重的方法，都有一個共同的核心原則，就是：「減糖／醣」。這一點，娜塔老師解釋得很清楚：因為糖／醣是刺激胰島素升高的最大因素，而胰島素要作用就是把糖／醣儲存為脂肪；減醣就能降低胰島素，也就能減少體脂肪的生成。

娜塔老師在這本書中所介紹的減醣飲食，與我的211全平衡餐盤有許多不謀而合之處。我們都提倡減醣，但是我們也都注意到各種食物的營養素，所以是一個可以長久執行的方法。

娜塔老師更貼心地提供示範餐盤，把各種主要食物「淨碳水化合

物」量（就是醣量），整理得清清楚楚，非常實用。娜塔老師更接地氣為國人日常的澱粉類美食，包括甜湯圓、蛋糕等，做了務實的建議，讓大家既能享受到原本愛吃的美食，又能輕鬆地控制體重，恢復健康身體，真是一本好書。真心推薦！

（本文作者為書田診所家醫科醫師、台灣肥胖醫學會專科醫師、中華民國肥胖研究學會監事、《終身瘦用211全平衡瘦身法》作者）

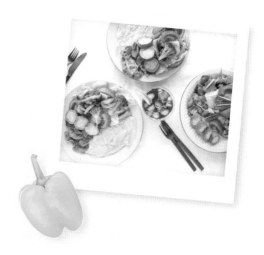

最少困擾、最好入門，
也是最能維持的飲食策略！

Emma 營養師

不論是減醣飲食、低 GI 飲食、生酮飲食、間歇性斷食等，每隔一段時間就有減重學員來問我：「這樣的方式到底安不安全、適不適合執行？」我喜歡把飲食型態比喻作生活型態，我們都有一套基礎的日常形式，像是早上八點起床、九點開始工作、傍晚五點下班、晚上十一點睡覺等，即使每個人的時刻表不太一樣，但這些基本起居是不斷循環的，而偶爾跟家人去旅行、和朋友去夜唱、和同事加班奮鬥，這樣的突發事件才會稍微打亂作息。

飲食型態也是如此，它有屬於個人的根本架構，好比作為外食族，餐餐很難少油、少鹽、少糖，或者是非常愛吃肉的人，三餐一定是無肉不歡、蔬菜量岌岌可危。也就是說，飲食的框架早已被我們的生活、喜好所制定，確實不容易被改變。

因此，剛剛提到的飲食法都能帶給身體一定的益處，或許也會伴隨一些麻煩，例如：進行低 GI 時，由於對食物的了解程度有限，導致能選擇的類型有限，變得不太知道能吃什麼；或是執行生酮時，因為不能吃澱粉、肉也不行吃太多，變得不太參加朋友聚餐，而影響了人際關係。

於是，我常和渴望纖細身材的學員說：「比起探討吃什麼、做什麼有不有效，更要了解這個飲食法有沒有可能做一輩子。」如果無法持續，一旦回到過去進食習慣，這些曾經消失的體重、體脂肪，將會連本帶利地找上門。除非有些人打算只瘦這一段時間，不然真的需要考量這個現實！

關於各式推陳出新的減肥模式，我總是冷靜又務實的剖析，思考它究竟能不能讓人徹底執行。畢竟看過太多案例，包括早期自己的失敗經驗，讓我深刻的體會到：唯有「最簡易、可實行、極有感」的飲食法才能融入我們的生活。

在為學員設計纖體課程時，上述方法我都會按照需求來搭配使用，其中「減醣飲食」對於方便烹調的朋友來說，是最少困擾、最好入門，也是最能維持的飲食策略！

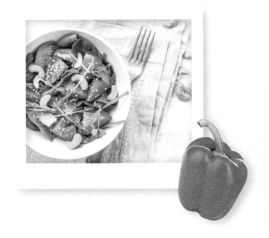

減醣的三大原則：

第一： 總醣量要設限，以大量蔬菜為食物來源。

第二： 挑選適度的好醣，避開精緻糖、精緻澱粉，盡量以糙米、燕麥、薏仁、地瓜等全穀、根莖類為主。

第三： 補足好油類，好比說橄欖油、紫蘇籽油、堅果類等。

很多人誤以為減醣就不可以吃米飯，這是個誤會！其實能吃的澱粉種類還滿多的，比如說紅豆、綠豆等豆類，到底該怎麼吃？各位可以翻閱書中 p.62的「常見飲食醣分一眼辨識」。以我本身的飲食規畫為例，平日外食的比例很高，如果最近要上台演講、希望身型狀態更好的時候，我也會透過減醣來達成目標。這時候，加熱滷味就是我的首選，歡迎你也這麼做：半份豬血糕、青花椰菜、杏鮑菇、金針菇、水蓮搭配豬頰肉，特別推薦給外食時仍想維持減醣的朋友。

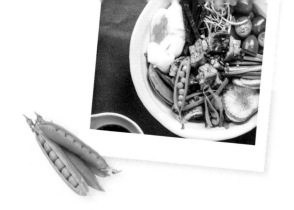

此外，不方便吃到好油的時候，我也會在家中、工作處準備一罐亞麻仁籽油，淋在優格上來做補充。作者很貼心，在 p.63 的「不再畏懼油脂，談好油攝取」有整理好的表格，你可以找到更多種類型哦！

體態管理是一場持久戰，儘管過程中會起起伏伏，只要找到適合自己的飲食型態，終究會成功的！相信這本書會成為你的瘦身好幫手，大家一起努力吧！

（作者為【營養師帶你吃外食】臉書粉絲專頁共同創辦人）

50歲的我，可以活得像25歲，
都是拜娜塔所賜！

伊能靜

在書店翻到娜塔的第一本書時，正好是我的減肥人生最灰心時。

2016年生下可愛女兒小米粒，爆肥25公斤，試過一切你聽過的減肥法：挨餓、有氧、代餐、吃蔬菜水果、計算卡路里、穿爆汗衣，除了減肥藥沒吃，能試的都試了。一開始瘦得很快，但一恢復正常飲食又胖回來。

在營養師和健身教練指導下，我和老公除了重訓外，嚴格執行高蛋白、低油飲食，瘦是瘦了下來，卻不是很滿意，始終瘦不到產前的模樣。而在接觸到娜塔的書後，我知道自己找到了一生受用的飲食方式：她不只告訴大家要吃好油、高纖食物，也鼓勵大家適量吃甜點，為苦悶的人生帶來愉悅感。

現在我不但比產前還瘦、身材更精實，學會娜塔教的減醣原則後，在外食時也可一眼辨認該吃什麼、該怎麼吃，真正掌握減醣料理的精髓：好玩，好吃，好簡單；享瘦，享美，享健康。

在減醣為我的體態、生活帶來神奇美好的改變後，我也用同樣的

方式照顧家人，為女兒選擇高油、低醣食物及藜麥等食物，她也非常健康，沒有常見的sugar high或過重的兒童肥胖問題。

我覺得，接下來是全民抗糖的時代，大家都應該一起來認識過量的糖／醣對身體的危害。而娜塔不只是台灣第一位減醣風潮的引領者，更是一個生活家，她不只教你怎麼吃，也引領你過有質感的生活，這就是讓我深深激賞的原因。

願大家跟娜塔一起，認識減醣生活的美好。

（本文作者為知名藝人）

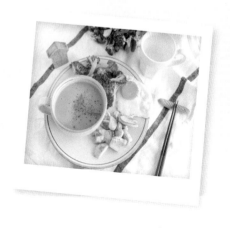

「減醣」把減肥變得輕而易舉，
讓你永遠待在瘦子圈

于為暢

人一進入中年，新陳代謝慢得不像話，減肥變得超級難，年輕時就算不運動，天天喝珍奶吃雞排，新陳代謝還是正常運作，但年紀一大，脂肪開始賴著不走，縱使想減肥，身體也不聽你的。

每天坐在電腦前，也沒固定運動，從好幾年前開始我就覺得自己身體不對勁，常常沒事就覺得累，體重直線上升，外表的劣化就算了，體內機能運作也開始「負載工作」，光就走路來說，每一步踩下去都是97公斤的重量，怪不得出國旅遊時，才玩一下子就腳痠了。

百病胖為根，翡翠檸檬喝多了造成血管萎縮，從心臟pump出來的新鮮血液無法順利的來到各器官，因為血管都被控肉飯的脂肪給堵住了，肝膽腎胃脾得不到滋潤，因為忙著排去麻辣鍋的刺激性物質，沒有充分休息，於是體內的毒素該何去何從，只能到處亂竄，會竄到哪裡、產出什麼病各憑運氣。

我也是讀書人，這些基本健康常識我也都知道，看著體檢報告上的滿滿紅字，我也會怕，但就是少了一點毅力去徹底執行，每次

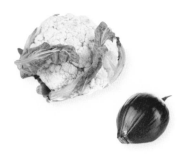

都是「明天就開始」「不吃飽哪有力氣減肥」的拖延心態，但膽固醇、三酸甘油酯、尿酸、脂肪肝的累積不會等你，所以減肥不但很重要，而且很急迫！

「Difficult, not impossible.」我常這樣激勵自己，你聽過和沒聽過的減肥方法，我幾乎全都嘗試過，喝橄欖油、埋耳針、躺神奇骨盤枕、跳鄭多燕，我強逼自己克服惰性，養成習慣，跟美食斷捨離，也真的成功過幾次，但比「減肥成功」更困難的是「維持體重」。沒錯，好幾次成功達標後，我又開始放縱自己，很快就復胖了。

三個月前，我老婆開始接觸「減醣」減肥法，我一開始不以為意，畢竟我們夫妻已經試過很多方法，就算真可以減個幾公斤，也無法長期維持，所以就當是一時的興趣吧。兩週後，她說她已經從6字頭降到5字頭，我認真地看了一下她的身材，還真的耶，有變得比較單薄，屁股變小，手臂和腰也變細。我想這是什麼神奇的魔法，那我也來試試看好了，從此以後，我家的午、晚餐菜色開始轉型，我們不再吃白飯和麵條，以菜和肉取代，而且每一

餐都會去秤食材的重量，計算碳水化合物，以不超過 20 克為原則，我一開始覺得好笑，吃個飯而已，幹嘛搞得像化學和數學課，但我實際看到體重機上的數字之後，不由得笑了，也信了，決定立刻徹底執行！

我和老婆開始研究起「減醣」的一切，過程中我們發現了娜塔成立的「減醣好好」臉書社團，並參考了社團裡許多實用資訊。其實娜塔是我的舊識，但現在她的體態完全跟以前不一樣了！這更加確定了減醣的神奇功效。這一回，我們減肥減得很有信心，比以前任何的方法都感覺扎實，而且娜塔提供的菜單美味可口，每天吃也不會膩。

減肥不是要你隔絕一切美食，把自己逼死，反而要慢慢來，只要體重越來越低，往正確的方向前進就好，減得越慢，就越不容易復胖。

很多人一天到晚嚷嚷要減肥，但真正能做到的有幾個人？大部分的人都只是想一想，然後覺得很難就放棄了。我也曾是那個人，

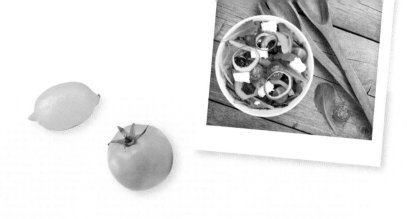

但這一次請相信我，「減醣」這套方法，能讓減肥變得輕鬆，而且更重要的，可以持續下去，變成生活的一部分，讓你永遠待在瘦子圈。

對於中年人來說，父母的健康是孩子最大的財富，美食永遠都在，不會跑掉；但健康就不同，你不能置之不理，以免來不及挽回，所以必須即刻開始！我大力推薦《代謝力UP減醣好好》這本救國救民的好書，讓你每天吃飽吃好之餘，還能變瘦，重獲健康。現在起，每天叫醒我的不再是鬧鐘，而是體重計上那一點一點減少的數字。

（作者為資深網路人、個人品牌商業教練）

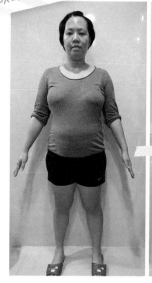 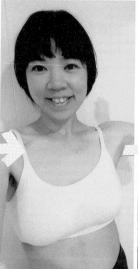 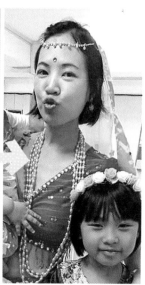

林沛欣

我是年紀逼近40大關的二寶媽咪，在二寶還沒退房前。便思考著當孩子們20歲、我也50好幾了……不行，我必須變健康、活更久，這樣才能跟女鵝拍姊妹照（沒錯，人生就是需要這種超級膚淺的目標）。於是我訂下目標：在生完二寶之後，老娘要「打掉重練」！

前年二寶滿5個月，我便開始運動，但是11個月過去只瘦下5kg。直到今年1月經由堂妹介紹加入

|奮鬥成果紀錄|	
20171110〜20190506	
體重	70.8kg→52.6kg（-18.2 kg）
BMI	29.1→21.6（-7.5）
體脂	40.3%→25.1%（-15.2%）
內臟脂肪	8.5→4（-4.5）
體齡	50→32（-18）

「減醣好好」臉書社團後，一整個醍醐灌頂，立馬也入手研究娜塔老酥的書《一日三餐減醣料理》，就這樣花了7個月執行減醣飲食，到目前已減下了13.2kg。

媽呀！我真的回到瘦子行列啦!!!減醣真的是沒時間運動的媽咪的好朋友！

◎身體方面的變化：

1.副作用是皮膚越變越好！原本生理期都會在下巴冒出好幾顆痘，已有減少的趨勢。

2.阿珠瑪強勢大逆齡，已被好幾人誇獎看不出來是二寶媽。

3.胸部變小了，老公說有點想念肉肉時候的我（以前一手無法掌握，現在可以了），我問老公說是認真的嗎（這是我真正的size喔）？老公回：肉的瘦的我都愛（是真愛無誤）

4.整個人精神抖擻，越來越耐操（誤）。

◎生活習慣的改變：

1.從小我就是個胖子，看到喜愛吃的東西就狼吞虎嚥。減醣之後，我變了，開始懂得細嚼慢嚥感受食物、懂得感覺自己快吃飽了就要適度停止、懂得多喝水、懂得飲食順序【菜→肉→澱粉】、懂得分配減醣飲食內容【菜（兩手捧起的量）＋肉（一手掌可攤平的量）＋澱粉（一個或半個拳頭大小）】。

2.靠著減醣飲食瘦下來後，肉也鬆了，為了讓自己更健康結實，我開始擠出時間培養運動習慣，初期會幫自己設定連續30天運動目標，例如第一個月捲腹50下、第二個月捲腹100下。依自己可接受的強度增加其他運動，但基本上一定都是在家就可以徒手訓練的，久而久之沒運動就會覺得渾身不自在，而且越來越喜歡慢慢做運動，像是在跟自己的身體對話，很放鬆、沒壓力。

3.三不五時愛喝溫水，起床來一杯、飯前來一杯、飯後來一杯、下午茶也來一杯，沒事多喝水。

4.能煮就自己煮，大多以快速便利的方式烹煮，如果太累不想煮，那就外食吧！不要給自己太大壓力。早午晚餐搜尋住家附近適合的店家，偶爾享受一下，不用切菜煮菜洗碗收碗。

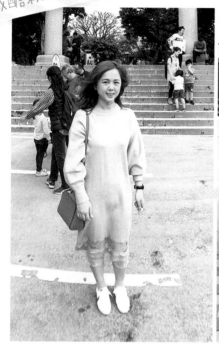 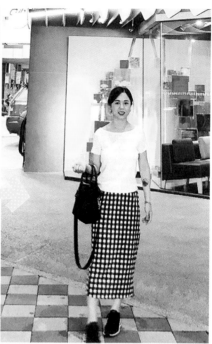

李小丸

我跟先生交往5年、結婚3年,剛交往時我身高166公分、體重53公斤。這幾年先生不斷的餵食,每天晚上消夜不間斷。結婚前我的體重直飆58公斤,還被先生叫小胖妹。

一直到去年7月體重即將衝破60公斤,我才意識到自己太放縱了,很幸運的看到了「減醣好好」臉書社

奮鬥成果紀錄		
201807～201905		
體重	59kg→51.5～52kg	(-7.5～7 kg)
體脂	30%→20.5～21%	(-9.5～9%)
內臟脂肪	4→2	(-2)
體齡	30→20	(-10)

團,於是開啟了我的減醣人生。本來我都要穿到大M小L的褲子,瘦下來後去服飾店,店員都是直接拿

S給我，這種爽度真的讓人覺得努力是值得的。朋友、同事看到我，第一句話都問我怎麼瘦的，我都說：「飲食減少碳水化合物，蔬菜蛋白質吃到均衡，然後運動。」每個人總是回我：「就這麼簡單？」其實一點也不簡單，你試試看就知道。

減醣期間最常聽到別人跟我說：「你又不胖，幹嘛減肥？」其實我只是想要讓自己的體態漂亮，身體代謝好，人就健康。

當然我也有遇到撞牆期的時候，這時我會稍微放縱一下，喝個珍珠奶茶、吃一包小泡芙、有時甚至還吃了速食，減醣真的無需禁欲。

最後要告訴減醣新手，你花了5年、10年甚至更長的時間當個胖子，千萬不要覺得減醣1個月就能讓你變成瘦子的好嗎？最後的最後還是要感謝娜塔、讚嘆娜塔，因為有你，大家才能活得更健康！

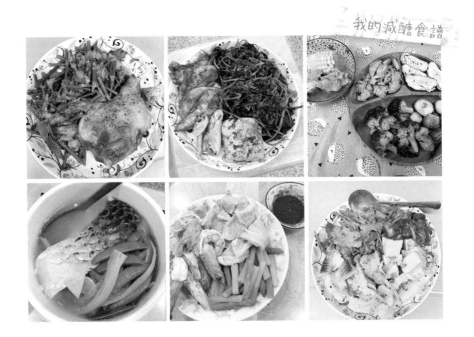

我的減醣食譜

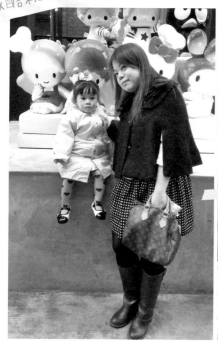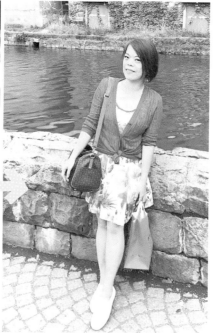

Erica Wang

就算是自己看到過去胖的自己，也是會狠狠的嚇一跳。我最熱愛的食物是白米飯、各種麵包，通常一餐都吃兩碗飯，然後下午茶再加一、兩個麵包，於是體重就這樣來到了79公斤，我才160公分說……

79公斤時，開始有認真想減肥的念頭，斷斷續續的減，減了一些再吃

|奮鬥成果紀錄|
體重　79kg →56kg（-23 kg）

一些，上上下下，後來接觸到娜塔的臉書，調整吃東西的概念，一樣吃白飯麵包，但變成一天吃半碗，麵包真的就減量到少買少吃，搭配重訓、快走、拳擊有氧，最瘦來到

56公斤，不得不說，減醣讓減肥不再是一場惡夢，而且吃好吃滿沒有罪惡感。

基本上什麼都可以吃，我吃速食時也會喝可樂，薯條更是我的最愛，只是增加了計算醣類的技能，例如大麥克客製化少一片中間的麵包，一樣好吃卻少了負擔，可樂分別人喝，自己有喝到也開心，薯條就……偶爾開心吃（掩面），只要醣分控制得當，瘦下來就只是時間問題。

瘦下來的好處是找到了自己的鎖骨，終於可以戴項鍊，可以買的衣服多了，終於有我挑衣服的時候而不是我被衣服挑，當然最重要的還是身體的負擔少了，變得更健康，感覺可以再好好的多活幾年了。

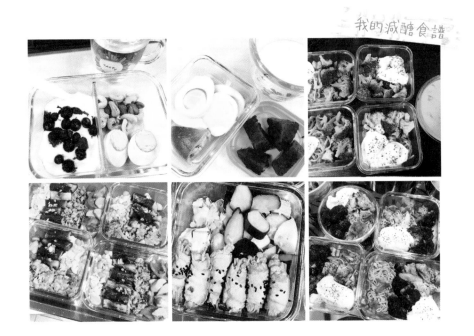

我的減醣食譜

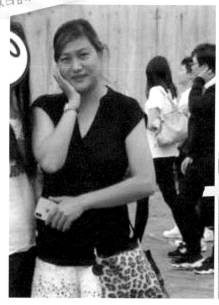
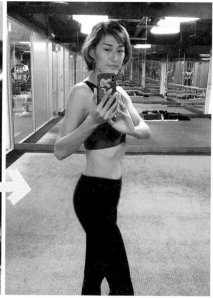

呂天秤

以前常常瘦瘦又胖胖的因為瘦下來
後會復胖，參加了減醣好好社團，
讓我都沒復胖，真的太感謝了。真
心覺得三分鍛鍊七分吃是不二法
則。以前月經來都要吃止痛藥，腰
痠到快斷了，完全只能臥床。減醣
後吃得正確，現在完全不會痛，還
能去運動。減醣真的好好！

|奮鬥成果紀錄|
46歲，身高166公分
201809～201905
體重 58kg →46kg（-12 kg）
體脂 37%→17%（-20%）

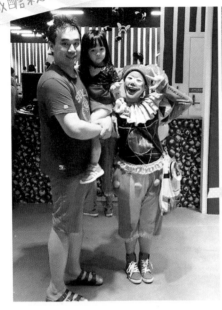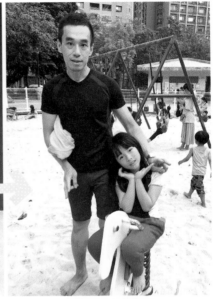

楊鈞之

當初會想要減重，除了寶貝女兒想要有瘦瘦的爸爸之外，主要是健康因素，一直以來都有高血壓和心跳過快的問題。我到診所打流感疫苗時，因 BMI破30而可免費施打，醫生也叮嚀我太太要注意我會有心血管問題，所以開始下定決心減重。

減重的方式是以改變飲食＋運動雙管齊下，飲食方面以16穀米和全麥雜糧取代白米飯、白吐司等精緻澱粉，不吃油炸裹粉的食物和含糖飲

|奮鬥成果紀錄|
2016年9月110公斤～2017年4月74公斤
維持至今
體脂　32%→13%（-19%）

料，餐餐都有蔬果及蛋白質。

運動方面，因為沒時間上健身房而在家居家重訓，初期體脂率太高以有氧運動為主，目前因為要增加肌肉量及雕塑線條，都做重訓。

第一章

減醣是促進新陳代謝的
強大能量

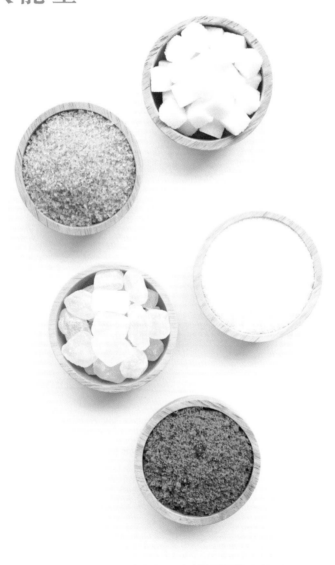

不只為了愛美才減肥，要知道肥胖意味著身體引發許多疾病（例如糖尿病、心血管疾病等）的可能性大幅增加。體脂肪太高除了特殊原因外，一般都是不注重飲食引起，日常攝取了過多醣分，累積多了就會轉化為脂肪。

減少過多醣分的攝取，讓每天應攝取的量調控在一定範圍，脂肪燃燒速度變快，新陳代謝自然活躍，人會變得窈窕年輕有活力。

所以減醣本身就是一種促進代謝的強大能量，再加上其他增強代謝的方式輔助，人就不會有肥胖的可能！

認識醣分

供給人體熱量來源的營養素分別是：碳水化合物、脂肪、蛋白質。要特別注意的是，這三種營養素當中，只有碳水化合物會導致血糖上升、引起肥胖。體內的碳水化合物要先代謝才會消耗脂肪，所以減醣可以降低體脂的關鍵原因就在這裡。

碳水化合物中的膳食纖維因為無法被人體消化吸收、不會產生熱量，所以可以直接扣除掉，相減之後獲得的醣分就是淨碳水化合物（簡稱淨碳水），本書所講的減醣，就是減少日常飲食中的淨碳水攝取。

那要怎麼計算醣分呢？計算公式是：

碳水化合物－膳食纖維＝醣分（淨碳水化合物）

例如重量每100g未烹煮的黃皮馬鈴薯，總碳水化合物為14.3g，膳食纖維是1.2g，它的醣分計算方式就是：14.3-1.2=13.1g

也就是每100g重的馬鈴薯，含有約13g的醣。

辨別醣分好簡單

既然知道優先控制醣分才是瘦身關鍵，那麼就要從了解日常飲食的「醣值」先開始。以下列出由淺入深的簡易教學，幫助你減醣飲食迅速上手。

快速辨認醣分

由六大類食物先了解概略的醣分數值，先有基礎概念，對辨別飲食的醣分高低會更清楚。

六大類食物醣分概略分布

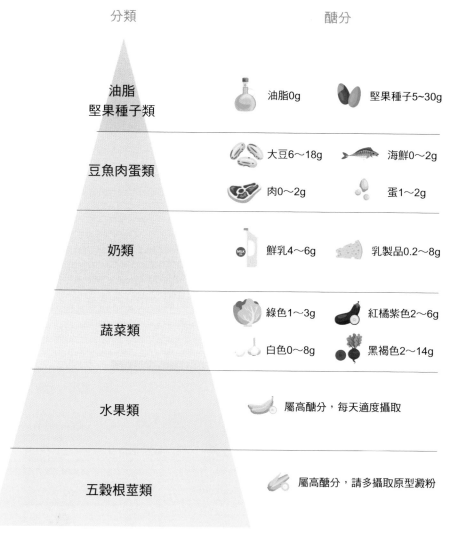

分類	醣分

油脂 堅果種子類 — 油脂0g　堅果種子5~30g

豆魚肉蛋類 — 大豆6~18g　海鮮0~2g　肉0~2g　蛋1~2g

奶類 — 鮮乳4~6g　乳製品0.2~8g

蔬菜類 — 綠色1~3g　紅橘紫色2~6g　白色0~8g　黑褐色2~14g

水果類 — 屬高醣分，每天適度攝取

五穀根莖類 — 屬高醣分，請多攝取原型澱粉

*食物全是生食狀態

*食物計重單位統一為100g（100ml）

包裝食品：直接參考外包裝營養標示

醣分計算公式：碳水化合物－膳食纖維＝實際攝取的醣分

扣除膳食纖維的原因是它在人體消化道無法被消化酶分解，其中的水溶性纖維還會阻礙碳水化合物的消化與吸收，所以是可以扣除掉的。然而多數食品的膳食纖維都不高，有些會直接列出碳水化合物這一行，可將碳水化合物的數值視為醣分。

若是遇到膳食纖維清楚列出的營養標示，請記得將碳水化合物中的膳食纖維數值扣掉，才會獲得實際的醣分。

例如罐頭玉米上的包裝，很明顯標出每100g重是14.3g的碳水化合物，膳食纖維是2.5g。所以我現在吃了**重量100g的玉米粒，醣分是14.3-2.5=11.8**，也就是吃進11.8g的醣。如果我只吃進50g重的

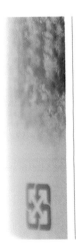

營　養　標　示		
每一份量95公克		
本包裝含3份		
	每份	每100公克
熱量	73 大卡	77 大卡
蛋白質	2.3 公克	2.4 公克
脂肪	1.6 公克	1.7 公克
飽和脂肪	0.4 公克	0.4 公克
反式脂肪	0 公克	0 公克
碳水化合物	13.6 公克	14.3 公克
糖	7.0 公克	7.4 公克
膳食纖維	2.4 公克	2.5 公克
鈉	152 毫克	160 毫克
湯汁不計		©General Mills

免費服務專線
星期一至星期

Green Giant, the G
Giant character, Sp
and associated wor
designs are tradem
of B&G Foods No
America, Inc. used
license. ©2017 B&G
North America, Inc.

General
Mills

玉米粒，就是吃了5.9g醣，依此可按自己吃進的分量去計算。注意：糖已經包含在碳水化合物之中了，所以請不要再把它另外加或減。這種算法是算出吃進身體的實際醣分，也就是所謂的淨碳水化合物（簡稱「淨碳水」）。

如果該產品沒有標示膳食纖維，該怎麼看呢？通常有兩種情況：

1. 產品中不含膳食纖維或含量極微，所以沒有標示出來，那麼請直接看碳水化合物那一行數值，就等於含醣量。

2. 產品沒有標示仔細，先請參考碳水化合物那一行的數值，之後有機會多比較同類型不同廠牌產品再判定。

原型食物：採用電腦網路和手機查詢FDA網站

目前食物營養成分參考，最有公信力的就是衛生福利部食品藥物管理署（FDA）的查詢網站。

有些食物沒有包裝可以參考營養標示，像是米飯、蔬菜、肉類、豆類等，尤其是菜市場買的食材大部分都沒有標示，該怎麼辦？還有，想概略了解常見的調味品營養標示時要去哪裡查？別擔心，衛生福利部食品藥物管理署設了一個食品藥物消費者知識服務網，裡頭有個可查詢食品營養成分的網頁，掃瞄右側QR Code就能進入食品營養成分資料庫查詢。

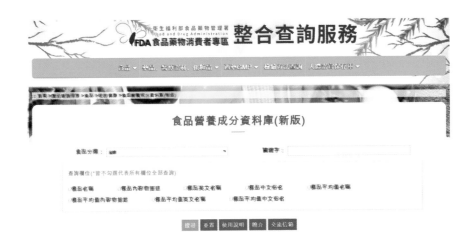

大部分食物都能在這網頁查到詳細的營養標示，除了過於精細的品項可能查不到之外，幾乎你想得到的都能查。而且除了醣分、熱量外，其他各種營養素的數據也非常詳細呢，台灣在地食物的營養標示幾乎都能查到。

實際查詢示範一下，例如輸入關鍵字「**蘋果**」再按搜尋鈕，會跑出以下這麼多搜尋結果，然後找出我真正想知道的「**蘋果平均值**」點下去，就可以查詢一般蘋果的營養成分分析。

或是查詢「**青花菜**」，點選青花菜後會看到詳細的營養標示。首先先注意看這個數據表是生還是熟，再看每100g重的含量是多少，如**每100g重的生青花菜是總碳水化合物4.4－膳食纖維3.1＝1.3g醣**。

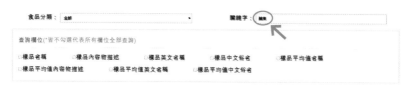

食品分類： 全部

關鍵字： 蔬菜

查詢欄位(*皆不勾選代表所有欄位全部查詢)

- 樣品名稱
- 樣品內容物描述
- 樣品英文名稱
- 樣品中文俗名
- 樣品平均值名稱
- 樣品平均值內容物描述
- 樣品平均值英文名稱
- 樣品平均值中文俗名

搜尋　重置　使用說明　簡介　交流信箱

共有 19 筆搜尋結果

項次	整合編號	樣品名稱	俗名	樣品英文名稱	內容物描述
1	D01405	蘋果蕉	香蕉,芎蕉,弓蕉,甘蕉	banana	去皮,混合均勻打碎
2	D05004	愛文芒果	檬果,檨仔,菴羅果(蘋果芒果)	Mango	生鮮,西洋種,去皮及心,混合均勻打碎
3	D079	蘋果平均值(青皮)	柰,林檎,沙果,海棠,柰紅,檨子	Apple	生鮮,青皮,去皮及核,數顆混合均勻打碎
4	D07901	青龍蘋果	柰,林檎,沙果,海棠,柰紅,檨子	Apple	生鮮,青皮,去皮及核,混合均勻打碎
5	D07902	翠玉青蘋果	柰,林檎,沙果,海棠,柰紅,檨子(翡翠,青玉,史蜜斯)	Apple	生鮮,青皮,去皮及核,混合均勻打碎
6	D08001	翠玉青蘋果(帶皮)	柰,林檎,沙果,海棠,柰紅,檨子(翡翠,青玉,史蜜斯)	Apple	生鮮,青皮,帶皮去核,混合均勻打碎
7	D08101	美國五爪蘋果	柰,林檎,沙果,海棠,柰紅,檨子(元帥)	Apple	生鮮,紅皮,去皮及核,混合均勻打碎
8	D082	蘋果平均值(混色)	柰,林檎,沙果,海棠,柰紅,檨子	Apple	生鮮,混色,去皮及籽,數粒混合均勻打碎

樣品名稱	青花菜
俗名	綠花菜,青(綠)花椰菜,青(綠)菜花,美國花(椰)菜,青花苔,花(青)菜苔,菜苔,花菜苔
樣品英文名稱	Broccoli
內容物描述	生鮮,混合均勻打碎
廢棄率	13.6%
每單位重(可食部分)	1 x 粒 339.0克 = 339.0克
計算每	100 克成分值

更新顯示　匯出Excel

分析項分類	分析項	單位	每100克含量	樣本數	標準差	每單位重(339.0克)含量x1	每100克含量
一般成分	熱量	kcal	26			95	26.0000
一般成分	修正熱量	kcal	23			78	23.0000
一般成分	水分	g	90.8	3	1.5000	307.8	90.8000
一般成分	粗蛋白	g	3.7	3	0.7000	12.5	3.7000
一般成分	粗脂肪	g	0.2	3	0.1000	0.7	0.2000
一般成分	飽和脂肪	g	0.0			0	0.0000
一般成分	灰分	g	0.9	3	0.0000	3.1	0.9000
一般成分	總碳水化合物	g	4.4			14.9	4.4000
一般成分	膳食纖維	g	3.1	3	0.9000	10.5	3.1000
糖質分析	糖質總量	g	1.1			3.7	1.1000

假如你要計算的青花菜重量不同，也可以自行輸入公克數再按更新顯示，它會自動幫你算出該重量含有的營養成分，像**35g重的青花菜是總碳水化合物1.5－膳食纖維1.1＝0.4g醣**。

俗名	綠花菜,青(綠)花椰菜,青(綠)菜花,美國花(椰)菜,青花苔,花(青)菜苔,菜苔,花菜苔
樣品英文名稱	Broccoli
內容物描述	生鮮,混合均勻打碎
總重率	113.5%
每單位重(可食部分)	1 　　　x 重 339.0克 ＝ 339.0克
計算每	35 　　　克成分量

更新顯示　匯出Excel

分析項分類	分析項	單位	每100克含量	樣本數	標準差	每單位重(339.0克)含量x1	每35克含量
一般成分	熱量	kcal	28			95	10.0000
一般成分	修正熱量	kcal	23			78	8.0000
一般成分	水分	g	90.8	3	1.5000	307.8	31.8000
一般成分	粗蛋白	g	3.7	3	0.7000	12.5	1.3000
一般成分	粗脂肪	g	0.2	3	0.1000	0.7	0.1000
一般成分	飽和脂肪	g	0.0			0	0.0000
一般成分	灰分	g	0.9	3	0.0000	3.1	0.3000
一般成分	總碳水化合物	g	4.4			14.9	1.5000
一般成分	膳食纖維	g	3.11	3	0.9000	10.5	1.1000
醣質分析	總糖量	g	1.1			3.7	0.4000
醣質分析	葡萄糖	g	0.5	1		1.7	0.2000

效率提升的好幫手：常見食物的醣分總覽

時常要查詢FDA食品營養成分資料庫是不容易的，許多手機可免費下載的營養查詢APP資訊又不夠正確，這時不妨直接運用本書附錄的〈常見食材、調味料的醣分／熱量／營養速查表〉（請參考p.188~p.203），這份圖表是按照各種食物分類做詳細的區分，列出的淨醣分就是醣分，是已經扣除膳食纖維後獲得的數據，這樣參考時就不用再自行計算。

表中的食物醣分是由低排到高，對於辨別醣分高低有更高效率的提升。其他營養成分及熱量也一併列出，想了解平時攝取的營養也能同時參考。有這份表就能依照自己的醣分需求，很快知道該怎麼選擇及分配食物，真的很方便！

蛋、乳製品、豆製品營養成分

名稱	重量	淨醣分 (g)	膳食纖維	蛋白質 (g)	熱量 (kcal)	脂肪 (g)
切片乾酪	100g	0	8.7	18.3	309	23.7
雞蛋白	100g	0	0	10.7	48	0.1
鴨蛋	100g	0.2	0	13.1	187	14.4
小三角油豆腐	100g	0.8	0.7	12.7	138	9.1
鵪鶉蛋	100g	1.2	0	12.7	172	13
嫩豆腐	100g	1.2	0.8	4.9	51	2.6
雞蛋	100g	1.6	0	12.6	137	9.1
雞蛋黃	100g	1.6	0	16	330	28.9
土雞蛋	100g	1.7	0	12.9	129	8.1
百頁豆腐	100g	1.9	0.5	13.4	216	17
茶葉蛋	100g	2.2	0	13.7	141	9.1
雞蛋豆腐	100g	2.3	0.4	6.9	79	4.5
豆干絲	100g	2.3	2.5	18.3	170	8.8
凍豆腐	100g	2.3	2.2	12.9	128	6.5
烏骨雞蛋	100g	2.4	0	12.7	160	11.6
鴣蛋	100g	2.5	0	10.2	96	5.7
鵝蛋	100g	3.2	0	10	179	15
高脂保久乳	100g	3.4	0	3.1	71	5.1
雞皮蛋	100g	3.6	0	12.8	132	8.5
豆腐皮	100g	3.9	0.6	25.3	199	8.8
保久羊乳	100g	4.5	0	3	59	3.3
全脂鮮乳	100g	4.8	0	3	63	3.6
中脂保久乳	100g	4.8	0	3.2	48	1.8
低脂鮮乳	100g	5	0	3.1	43	1.3
全脂保久乳	100g	5.1	0	3	62	3.4
傳統豆腐	100g	5.4	0.6	8.5	88	3.4
豆漿	100g	7.1	1.6	2.8	56	1.1
豆花	100g	10.3	0.8	2	59	0.7
全脂奶粉	100g	37	0	26.4	504	28.2
脫脂奶粉	100g	51.2	0	36.2	361	0.9

減醣飲食就是不吃澱粉？

很多人會問：「減醣就是一口澱粉都不吃吧！」首先要特別澄清一下，減醣的方式有非常多種，但跟澱粉攝取量極微的生酮飲食是不同的。

減醣的基本概念是從減少精緻糖及精緻澱粉量開始。精緻糖指的是非食物本身含有的天然糖分，是人為煉製的加工糖，像砂糖、冰糖、紅糖、黑糖、高果糖玉米糖漿等，這類精緻糖沒有營養、空有熱量，攝取後很容易導致血糖飆升，促使胰島素大量分泌。胰島素分泌濃度越高，脂肪的代謝力就越差。糖吃多除了容易造成發胖，還易引起蛀牙、成癮、增加老化、造成身體發炎，幾乎沒有任何好處，甚至有人稱糖為「合法毒藥」，所以少碰為妙，遠離它就對了。

精緻澱粉指的是加工去除麩皮、種皮的澱粉製成的食物，像是白米飯、白吐司、米粉、麻糬、麵條、湯圓等，特別容易被人體消化吸收、導致血糖迅速上升，一樣也很容易促使脂肪累積。

不用說，含有精緻糖和精緻澱粉的糕點餅乾，糖分更是驚人。

所以不建議常吃精緻糖多的食物，但含有多種營養素的一些天然糖（如蜂蜜、椰糖）和優質澱粉（如糙米、豆類、玉米、南瓜、

馬鈴薯等原型澱粉）是可少量食用的，雖然仍需留意分量，但相較之下適宜多了。

原型澱粉對身體健康好，能幫助肌肉生成及燃脂，尤其運動量大的人，在運動前後需要補充適量醣分作為維持肌肉的能量。

健康的減醣飲食不會要你不吃澱粉，而是推薦你選擇對身體好的來源！不夠好的澱粉也並非永遠不能碰，只要對醣分有基礎了解，清楚明白精緻澱粉徒增肥胖又無營養價值，自然會知道該怎麼拿捏。

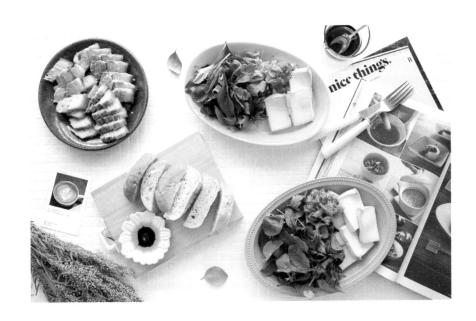

減醣的好處太多了

1. 最明顯的優點：擁抱易瘦體質、變美變年輕，重新活過來！

從小就是易胖體質的我，過去因為不懂減醣的原理，所以即便代謝正好的發育期也一直是肥肥腫腫的。生了兩個孩子、年近40才踏進減醣的世界，在一般人認為代謝走下坡的階段，減醣反而讓我比少女時期更窈窕，而且超過兩年不復胖。

減醣後，維持身材變成超容易的一件事，整個人根本脫胎換骨，常常在採買時聽到好多店攤的老闆叫我「妹仔」。我一點也不懷疑他們客套哦，因為在我肥胖的時候都被喊「太太」「大姊」，對比就知道胖的時候有多顯老。

由於減醣是真正有感的降體脂，會讓人燃起無比強大的信心，一股作氣努力堅持，這些在「減醣好好」臉書社團都有無數成功案例可以證明。

2. 精神好好、體力大躍進，做事效率一級棒

很多人餐後常有想睡、呵欠連連的情況，這種時候要好好檢視一下是不是攝取了過多醣分？因為高醣食物食用後容易促使血糖飆升，初始會精神振奮，但接著很快會感到昏沉沒力。

減醣後因血糖穩定，就不易產生疲倦、嗜睡的情況；睡意減少，做起事情的專注力和執行力自然更好。我以前是容易疲倦的人，時常做一點事就喊累，但減醣後我很少白天想睡，做事的效率真是沒話說，也因此我能做好本職工作並打理好家庭。減醣幫生活做了根本的調整和改善，做起任何事都變得輕鬆很多。

還有因為減醣以原型食物和簡單調味為主，簡化烹調步驟，不再老是花漫長時間煮食，徹底減少這部分耗費的心力，讓我有更多精神專注於家庭和工作，真是非常感謝。

3. 不易感冒生病、減少罹患疾病的機會

我執行減醣的這兩年，感冒次數少到自己都驚訝，因為以前每年至少感冒四、五次，但減醣的第一年竟一次都沒中標。後來偶爾感冒，也在幾天內就痊癒，明顯感受到身體的自癒力大大提升。

原來高醣食物吃下肚，除了分泌胰島素努力讓血糖平穩下來，身體同時承受著許多負擔，導致沒有多餘力氣發揮自癒力抵抗疾病。減少醣分攝取能讓血糖穩定、不造成身體耗能費力，而且能降低糖尿病、高血壓、痛風、癌症、心血管疾病等發生的可能。

此外，當身體醣分過高，血液因高血糖狀態而混濁、黏稠，導致血液循環下降，代謝跟著變差。減少醣分能使血液變清澈、循環更暢通，讓身體機能保持在最佳狀態。

4. 減少過敏機率

黃鼎殷和溝口澈等專業醫師都提出降低糖分攝取可以減少過敏發生，因為穩定血糖能讓身體免疫力正常調節運作、減少過敏情況。像是我減醣之前，鼻子及皮膚過敏症狀一直對生活有些困擾，很常動不動揉鼻子或抓皮膚，做事專注度也受到影響。減醣後這些過敏不適的情況減緩很多，雖然它只是一種習慣的改變，不像開刀用藥那樣立即有效，但身體會自然感受到差別。

5. 皮膚飽水透亮

年齡越大，膚色越容易變得黯淡、膚質乾燥或時常長出密集又小顆的粉刺；減醣後我的膚況穩定下來、變得飽水透亮。這點我覺得很神奇，查詢很多醫師的說法，其中江部康二和西脇俊二醫師都提到這是因為基礎代謝率提升，改善了新陳代謝並讓身體年齡降低，肌膚會變得水嫩有光澤。

素顏一樣氣色好，省去好多時間保養，更節省不少美容方面的昂貴花費，減醣真是再好不過的美麗投資！

6. 不易焦躁，情緒穩定愉快

「吃甜食會很快樂」其實是天大的誤會。或許很甜很美味會讓人產生幸福的幻覺，但食用後血糖不穩定，容易導致情緒波動大，

高血糖也會讓腦內的快樂因子——多巴胺分泌減少，容易產生負面情緒。心情若時常不佳、沮喪，對生活一定會有或多或少的影響。想要常保情緒穩定愉快，減醣會有很大幫助。

7. 吃好吃飽、容易維持

想要維持一個好的健康習慣，需要找到能夠愉快堅持的方法。

「三餐好好吃，就不會亂吃有的沒的！」正是我維持兩年不復胖深刻的體會。以充足膳食纖維、適當好油脂及優質蛋白質等為主的減醣，是真正能夠吃飽、不會挨餓的健康飲食，同時也是持之以恆的最主要原因。

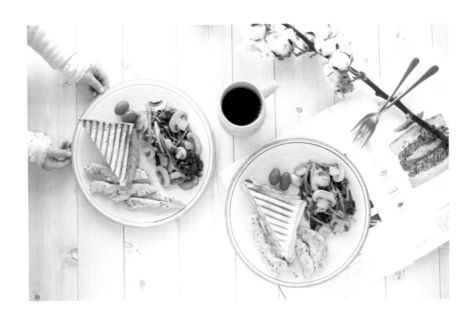

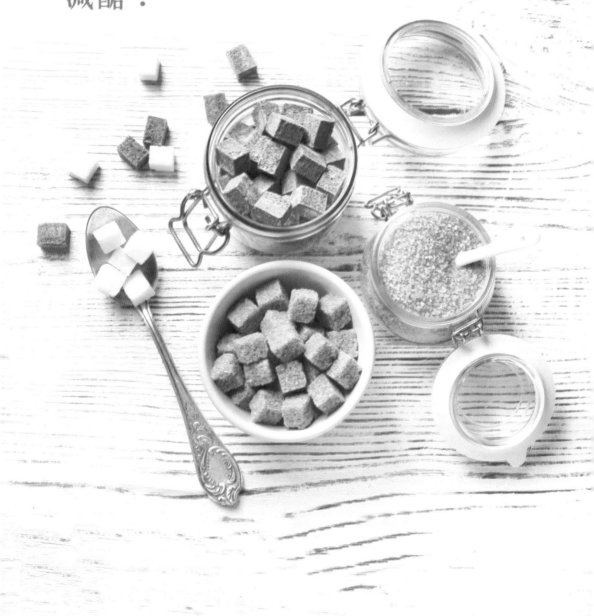

第二章

我到底適不適合
減醣？

對減醣有所認識後，看到對健康和代謝的促進有這麼多幫助，通常都會忍不住想立即展開。不過，每個人的身體狀態不太一樣，千萬別盲目跟從，還是要清楚自己的情況後再決定是否執行。

不同族群的醣分攝取建議

一般人、中低活動量族群的每日醣分攝取建議：50～100g醣。

想瘦身的減醣族群

建議每餐≤20g醣、一日三餐總和為50～60g醣，維持身體健康及醣分基本需求，勿低於50g醣/日。

健身及運動量大的族群

每個人對自己的身型、外觀、健康需求不同，運動前後也需要適度醣類及蛋白質作為熱量來源、避免肌肉損傷，所以請依自己身體狀態和活動量觀察做調整。如果對身型有更高目標，可尋求專業教練及營養師指導。

不適合減醣的族群如下：

成長發育中的幼兒及青少年：只要減少日常飲食中的精緻糖和精緻澱粉，多供給原型食材即可，因為處於發育期的孩子新陳代謝

正旺盛，沒有過重的情形就不用刻意減肥，以免影響發育。

懷孕及哺餵母乳中：可以減少日常食物中的精緻糖分和不必要不健康的添加物，但是不建議採取瘦身的減醣方式，因為懷孕跟哺餵母乳時，母體和孩子都需要充足的養分，若是因過度減醣而讓泌乳變少，孩子就沒辦法喝到足夠乳汁，母體本身恐怕也會因為不當減醣導致血糖太低、暈眩不適。

血糖異常、糖尿病確診患者：有注射胰島素跟服用降血糖藥的人，為了避免引起血糖過低的情況，請勿自行任意減醣，要執行前務必先諮詢專業醫師。

腎臟功能衰退、肝硬化、心血管及其他特殊疾病患者：為了避免在不清楚本身疾病是否適合減醣的情況下執行而出現問題，一樣請先評估身體狀況和諮詢醫師後再決定，以免對病情造成影響。

新手入門Q&A

看到許多人因減醣而健康瘦身、更有元
氣,你卻感到疑惑:「我到底該怎麼開始?
執行過程遇到的問題,只有在我身上發生嗎?」

別擔心,這篇新手入門中集合娜塔老師長期回覆讀者的經驗,選
出「減醣好好」臉書社團最常出現的問題,在減醣初期不妨先參
考,保證能讓你快速上手。

Q: 減醣時只要注意醣分攝取的多寡嗎?

A: 減醣初期,醣是要注重的第一要素,一旦食用過多,沒代
謝掉的醣分會轉化為脂肪屯積體內,所以當然要優先控制
醣分攝取量。但注重醣不代表一天攝取的蛋白質、總熱量等來源
不重要,實際上,當你將每日醣分調配好,熱量會自然控制在理
想範圍。

Q: 減醣一定要每天吃三餐嗎?

A: 有些人因為工作等原因導致用餐時間不固定,不是每個人

都能三餐定時定量，這是難免的。但身體若時常處於饑餓狀態，會很容易暴飲暴食，突然進食大量食物，身體會分泌更多胰島素來讓血糖濃度降低，時常反覆恐降低細胞對胰島素的敏感度，引發血糖不穩定。

無論基於生理或心理，餐餐吃足、正常進食，不僅有助於維持身體代謝穩定，還能減少心靈空虛、時常暴食亂吃的狀況。

Q：基本進食順序怎麼吃？

A：理想的用餐順序是：

富含膳食纖維的食物（如蔬菜類、菇類、海藻類）

↓

富含蛋白質的食物（如大豆、肉及海鮮類）

↓

醣分含量高的食物（如澱粉或水果）

先從低醣、高纖維質的蔬菜等開始吃，比較有飽足感，不容易引起血糖快速上升，對消化也有幫助。若一開始就食用高蛋白質食物，醣分雖然低，但不易消化，同時容易有一餓就不小心吃太多，導致蛋白質過量的情況。所以建議先多吃蔬菜，再吃肉或海鮮，保持平穩的血糖，最後食用醣分高的食物就不易引發肥胖。

並非一定要先吃完高纖維質食物才能吃其他食物，而是建議至少一開始要先從醣分低的吃起，也就是可以先吃幾口菜再吃肉，而醣分高的食物則是建議放到最後才吃，同時留意控制攝取量。

Q：一定要自己煮嗎？外食有沒有好建議呢？

A： 想吃得健康，了解自己每天吃進什麼、餐點內的食物成分為何很重要。減醣時想調控好自己的醣分，親自料理是最推薦的方式，但現代人生活緊張、工作忙碌，無法時常自己煮食啊！沒時間的話，不用給自己壓力，外食時盡量避開米飯分量高、勾芡羹湯多、調味或加工繁複的料理，建議多選擇可以看到食物原型、少調味、能單點不同菜色的餐廳，例如西餐、小吃店、自助餐、火鍋店、便利超商、日式料理店等，都是很不錯的選擇。

Q：減醣是不是不能喝湯呢？

A： 當然可以，建議湯品多選擇原型食材燉煮的清湯，少喝調味過重或麵粉含量多的濃湯。

Q：不小心一餐醣分超標，或是假日鬆懈吃太多高醣食物，怎麼辦？

A：既然不小心，那就別放在心上，平時繼續維持減醣習慣就好。時常給自己壓力，或是把減醣視為一種刻意的飲食手段，會動不動就冒出想吃大量澱粉、甜點或加工食品的欲望，然後吃完後感到後悔或自我厭惡，很容易就放棄。減醣是一種愉快易堅持的健康習慣，然而會想吃爆醣食物也不是罪過，偶爾吃一些輕鬆一下無妨，但要記得保持愉快心情才能持之以恆。

Q：我便秘了怎麼辦？

A：建議除了多飲水之外，還要觀察是否有油脂攝取過少的情形（例如不敢吃油脂含量高的食物、料理不放油等），因為腸道若缺乏油脂潤滑，容易導致腸蠕動功能變差，這樣就會造成便秘。同時也要注意是否有膳食纖維吃太少、運動量不足、作息不正常等情況，調整好這些生活習慣，排便自然順暢。

Q： 執行一段時間，我的體重沒有明顯下降，但是衣服明顯變寬鬆了，請問這樣正常嗎？

A： 恭喜，體態變好會比體重數字高低更重要，別忘了減醣是減少體脂的有效方法，所以不要心急，多給自己一點時間邊執行邊觀察，成果一定會越來越好。

Q： 生理期來時，我發現自己變胖了，這是正常的嗎？

A： 女性在經期前，身體的黃體素大量分泌，容易出現水腫的情況，這時體重增加1、2公斤都是很正常的，等經期過後就會漸漸恢復體重，別因為「一時發胖」就氣餒，保持好減醣步調就對了。

Q： 懷孕哺乳期間可以減醣嗎？

A： 懷孕、哺乳期間可以少吃精緻糖類成分高的食物，但是不要執行瘦身時採用的每日50～60g醣分的飲食方式。這時期是媽媽需要體力、小孩最需要養分的時候，吃進什麼非常重要，若刻意減醣，可能會因為血糖太低而暈眩不適，請務必留意。

面對親朋好友的反對意見，
我該怎麼辦？

我剛開始減醣的時候，時常在餐桌聽到我老公懷疑地說：「吃這麼多會瘦？你騙誰！」

不要說他懷疑，過去長年節食、清淡少油的我也很擔心，看著眼前豐富又飽足的餐點，每吃一餐都滿懷罪惡感。但這種感覺一下子就消失無蹤，因為我確實瘦了，身心各方面狀態都跟著變好，我家那個向來愛唱反調的男人不但後來跟著我一起吃，聚會時甚至比我用力宣揚減醣的好呢。

減醣讓我恢復了真正該有的樣子，找回了自己。根本不需要大費唇舌去說服任何人，當大家看到你瘦了、變年輕了，忍不住問你：「怎麼做到的？」就代表你成功了。

有些讀者跟我說，在執行的初期身邊親友充滿質疑的關心讓他很灰心，會懷疑眼前正在做的事是不是錯了。因為我們過去一直認定主食就是一碗白飯或整盤的麵，覺得多吃肉或油一點的食物一定會發胖，殊不知清淡卻高醣的飲食，埋藏著更多肥胖不健康的危機。

身體力行證明給他們看吧！直接做就對了。

當大家看你變得更好，你會發現反對聲漸漸消失，相信我，支持你、加入你的人只會越來越多。

就像我當初以為減醣只是讓我瘦，沒想到變得越來越健康快樂有自信、每天更積極的生活，還影響好多人一起擁有健康幸福的人生。這種大家一起變得更好的感覺多麼美好，實在太慶幸這輩子能獲得這個無價之寶。

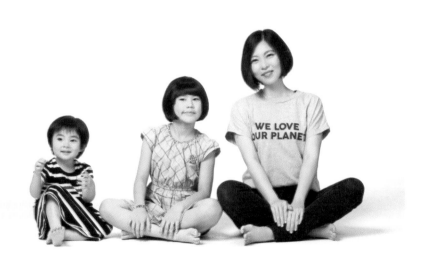

執行初期
可能出現的情形及因應

減醣是很溫和的飲食方式，但因為每個人體質是如此不同，有些情況或許會在初期出現，若有發生以下的情況毋需擔心，不妨參考看看幫助調整。

抽筋：飲食中缺乏鈣、鉀、鎂都可能會引發肌肉痙攣，請先審視自己的飲食內容較缺乏哪些礦物質，再適度補充含量高的食物（例如含鈣的黑芝麻、含鉀的莧菜、含鎂的海鹽和堅果等）觀察是否改善。但引發抽筋的情形其實非常多，若很頻繁發生，還是要諮詢醫師進一步了解。

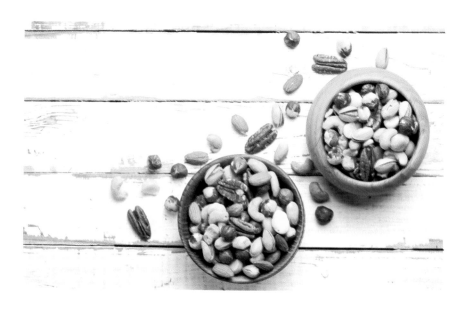

口渴： 突然大量減少醣分，有可能會導致腎臟排泄更多鈉而帶走體內水分，使得水分流失較快，同時讓許多礦物質也跟著排出體外，因為電解質不平衡而輕微脫水，就會容易感到口渴。建議這時可多補充水，並注意醣分、礦物質等是否攝取過少。

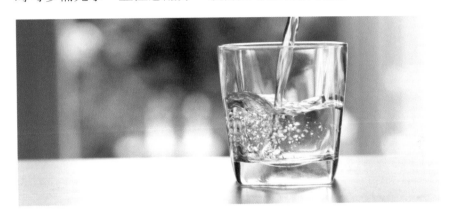

其他不適症狀： 有些人因為體質因素會出現頭痛、皮膚癢等情況，一部分是身體還不適應，但並非每個人的原因都一樣。建議減醣時務必記錄每天的飲食狀態，並思考有無其他影響因素，一旦出現不適可先暫停，再注意觀察。

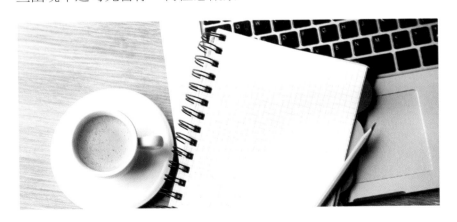

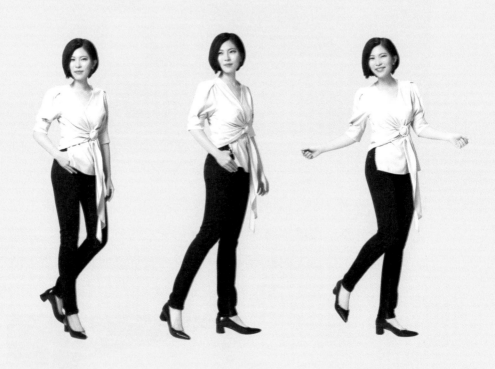

第三章

展開提升代謝力的
減醣計畫

吃好吃飽的基礎餐盤示範

要代謝正常又順暢，吃食物的原型永遠是最佳選擇！有機、天然的絕對比化學添加的食品好。在這個原則下好好吃吧，你將感受到這次減肥真的是吃得最好的一次。

每天三餐平均分配、定時定量，對促進消化和代謝都有幫助，每餐的搭配可以採用一個直徑約26cm的大餐盤或分隔盤盛裝，幫助自己了解食用量。減醣的料理方式沒有局限，煎煮炒燉都很適合。不過要避免高溫烹調及常吃油炸食品，減少吃進有毒物質（例如丙烯醯胺、多環芳香族碳氫化合物）的機率。

調味程度建議清淡或適中，調味料中確定不含精緻糖的就是鹽、辛香料（蔥薑蒜、胡椒、九層塔等）和天然香草（月桂葉、迷迭香等），其他像是酒、醬油、味醂、番茄醬、甜麵醬、糖醋醬等因醣分含量多寡不一，可以適量採用，但要避免選擇精緻糖量多或勾芡的調味醬。料理需要表現出甘味及甜度的話，可以採用天然果汁、赤藻糖醇、羅漢果糖替代砂糖或果糖，需要勾芡或增加黏稠度時可用洋車前子穀粉、打碎的金針菇等替代太白粉，一樣美味不打折扣。

減醣飲食回歸原始自然，基本一餐的組合可以參考下頁圖示的餐盤配置，無論在家自煮或是外食，都建議以這個基礎餐盤做搭配參考。

高膳食纖維的蔬菜

以低醣分的綠色蔬菜為
首選，分量要最多，其
他顏色蔬菜分量次之。
蔬菜分量目測約兩手掌
鋪開攤平那樣多，未
煮食前生秤重量約為
100~200g。

高蛋白質食物

以肉、蛋、海鮮、大豆
類食物為主（紅肉分量
要特別控制），每天
需控制在100~200g之
間。
目測約一隻手掌攤平的
分量，實際蛋白質含量
請參考附錄。

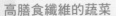

原型澱粉、其他食物

吃糙米、地瓜、南瓜、芋頭、馬鈴薯、五穀雜糧等原型澱粉容易消化吸收、促進
脂肪代謝，會比吃白米、麵包等精緻澱粉好。澱粉類食物會比其他食物容易導致
使血糖上升，含醣量可參考附錄，建議擺在一餐的最後序位食用。
其他如奶類、水果、堅果等食物可適量調配補充，油脂方面要多用好油並酌量添
加。

每人每日的飲食攝取需達到自身的基本門檻 —— 基礎代謝率
（BMR/Basal Metabolic Rate），不宜超過每日總消耗熱量
（TDEE/Total Daily Energy Expenditure），在這個應攝取的範圍
內，參考基礎餐盤的飲食比例好好進食，營養均衡穩定，供給身
體需要的養分，新陳代謝自然循環順暢。

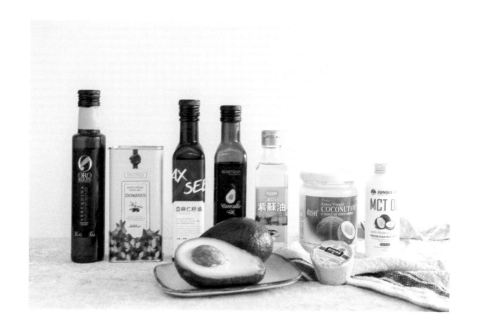

不再畏懼油脂：
談好油攝取

忘了從什麼時候開始，大家聞「油」色變，把食之無味的水煮餐
視為瘦身必吃，紛紛認定油就是導致肥胖的元凶。

我承認多年來我都如此深信，食物油一點就渾身不自在，滴滴計較，擔心得很，不時會趁大家沒看到的時候挾菜過水，以為小心注意就能減少脂肪屯積。沒想到「懼油」不僅瘦不下來，還換來皮膚粗糙、易便秘，激烈減少油脂甚至一度讓我經期紊亂，當時並不曉得原來是油吃太少的關係。

我是減醣之後終於認識油的，起初是因為油脂無醣而被吸引，後來仔細研究才發現代謝的許多能量來自脂質，它能啟動多種荷爾蒙運作。簡單的說，就是吃好油才能促進代謝、幫助維持身材！

減醣飲食的油脂攝取一點也不困難，只要先記住以下兩個重點：

一、吃優質又新鮮的好油：油脂攝取來源不限，但要避免食用反式脂肪酸高的油脂，尤其是人工氫化後的酥油、乳瑪琳或油炸過的食物，對健康沒有好處，請盡量減少食用。

二、適量攝取油脂，每日攝取的熱量達到自身基礎代謝率即可，從這點可作為食用量是否足夠的判斷。

漸漸的你會發現，減醣後也不用特別去選擇低脂的食品，尤其是市售的低脂牛乳、低脂調味醬等，仔細看會發現，因為減少脂肪也就少了香氣，所以通常會提高糖的比例來維持風味，不知不覺讓你吃進更多糖，呃，要小心喔！

接著更進一步認識油的種類及來源：

不飽和脂肪酸是首選

通常在常溫下是液態的，像是橄欖油、亞麻仁油。

飽和脂肪酸為次要選擇

通常飽和性脂肪在常溫下是固態，例如豬油、牛油、奶油

以上是快速判別油脂來源的二分法，以不飽和脂肪酸作為首選是因為對心血管的影響較小，已證實具有降低血液脂肪，以及提高好的膽固醇HDL（高密度脂蛋白）的效果。

減醣時推薦吃的好油，參考以下表格會更清楚：

飽和脂肪酸	促進代謝的油脂來源種類	推薦原因
中鏈脂肪酸	椰子油、MCT 油 （Medium Chain Triglycerides，MCT）	比起其他脂肪酸更容易消化吸收，不易轉化為脂肪。
不飽和脂肪酸	**促進代謝的油脂來源種類**	**推薦原因**
Omega-3	魚類油脂、堅果、紫蘇油、胡麻油、亞麻仁油	是人體必需脂肪酸，能降低膽固醇、抑制體內發炎。在體內容易轉換成能量，根據身體需要轉換成 DHA 和 EPA，有助於活化腦細胞，改善神經衰退。
Omega-9	酪梨、苦茶油、特級初榨橄欖油、無糖花生醬	不易氧化，可減少血液中的膽固醇、抗發炎。

注意喔，我們應攝取的油脂不是只能吃以上幾種，而是選出比較推薦的，這樣在挑選時更易於辨別。油脂在烹煮時，調理溫度要特別留意少採用高溫，以免破壞好油的營養價值，這樣吃進身體的油才真正對健康有益。

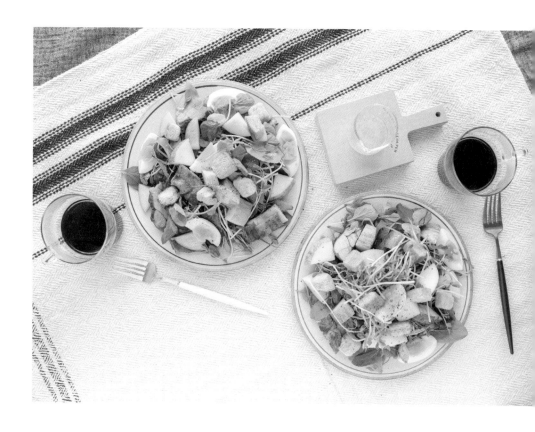

維生素C的聰明補給法

如果好好的從多種食物中攝取營養，就不用擔心維生素不足的問題。但是，蔬菜量提高，水果卻吃得比以前少，總覺得維生素C的攝取量不太夠，到底該怎麼做才能避免這個問題呢？

維生素C對免疫功能運作有提升的幫助、抗氧化、能刺激膠原蛋白的合成，若長期缺乏，有可能易感到疲勞或引起牙齦發炎，適當的從飲食中補充就能避免這些情況發生。

減醣時維生素含量多的水果吃的量較少，建議多採用以下兩種方式因應：

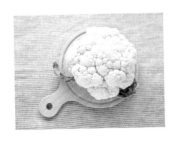

多吃白花椰菜

每100g重的白花椰菜，其維生素C含量為62mg，醣量為2.5g、熱量23大卡。
白花椰菜的維生素C含量相當高，而且具耐熱性，加熱烹調也不易流失是它很大的優點。

每天來杯檸檬水

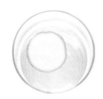

檸檬並不是維生素含量最高的水果，但它的汁液醣分很低、維生素也豐富，建議每天喝一至兩杯檸檬水，可以列為飲水量。
檸檬水作法：
一杯500ml的開水中加10ml新鮮檸檬汁，維生素C含量為3.9mg，醣量為0.7g、熱量3大卡。
為了怕檸檬汁保鮮沒做好而導致營養流失，建議可用迷你分格附蓋的冰塊盒保存。

突破停滯期：幫助代謝的全方位調整

減醣的減肥效果很顯著，不過啊，瘦身多少都會碰到停滯期。這是正常的，它是一種自我保護機制，當身體適應環境後會暫時保持恆定狀態，需要持續減醣並採用多種方式去刺激代謝，才會啟動成容易燃燒脂肪的體質。

不要以為只要在吃的方面做改變就好，以下因素時常被忽略，其實它們也會影響減肥計畫的成效。打起精神調整一下，停滯期根本不用怕！

▌飲食要變化

飲食改變一段時間後，有些人一見體重沒變化就開始心急，接著最常犯的錯誤就是少吃。豈知動不動節食挨餓會導致代謝下降，日後可是更容易復胖啊。所以停滯時務必牢記在心的首要信念就是「要吃夠！」請跟我認真唸一遍。

減醣除了高醣跟精緻加工的食物要少碰之外，我一直強調沒有什麼不能吃。只要對食材和調味品的醣含量有概念，用餐前自然會拿捏。但是，每個人都有口味偏好，經常會吃類似的食物，因為習慣已久不想改變，一倦怠難免會尋求爆醣食物的慰藉。

在減醣範圍內，多多嘗試不同食物吧，經常變換菜單接收新的刺

激，會發現減醣能吃的食物範圍很廣。攝取的營養多元豐富，心情會越來越好，減醣從此不只是習慣，更是一種樂趣，你將自然而然地持之以恆，輕鬆就能擁有易瘦體質。

▍水要喝夠啊！

知道嗎？水喝太少，燃燒脂肪的速度會變慢！保持水分攝取主要是在維持基礎代謝功能，讓心血管正常穩定運作，並且促進體內排毒。

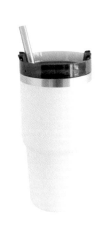

關於一天到底要喝多少水？有醫師建議一天至少喝2000毫升，許多營養師則主張每天「每公斤體重×30毫升」，無論你採用哪一種方式，請務必記得：

除非有心肝腎臟等疾病導致腎功能較差、無法正常排出水分，否則請從以上選擇適合自己的飲水量，一天內分多次平均飲用。

只有純粹的白開水才能被稱做「飲水量」，其他如茶、咖啡、牛奶、蔬果汁等飲料都不算。如果覺得老是喝水很無趣，可以加少許天然香草或檸檬片浸泡水裡增添香氣，也是讓水變好喝的小訣竅。或是選擇適口感好的無糖氣泡水替代，但是為了避免脹氣不適，請注意不要在運動後喝。

還有啊，貼身攜帶大容量水瓶或吸管杯裝水，就可以減少沒時間喝的藉口。總之無論如何，請讓自己習慣喝足夠的水，讓代謝天天保持在最佳狀態。

｜運動不可少

注重減醣就是因為飲食非常重要，是減肥成功的關鍵。但是別忘了減肥的主要目的不只為了瘦，而是在讓自己擁有「改善生活習慣的健康能量」。

「七分吃，三分練。」飲食跟運動必須同時注重，才能減少肌肉流失。運動是為了增加肌力、耐力、免疫力和促進血液循環，在生心理方面都增進健康。更重要的是，請體認自己的運動目標到底是什麼，勿盲目跟從他人的目標而給自己莫名的壓力，也別給自己太嚴苛的目標。

先從能做到的開始就好，例如每天步行30分鐘，或是每週2～3次充足運動（每次至少30分鐘至1小時）依自己的生活步調跟時間控管做考量再平均分配，能常常做到才是最重要的。

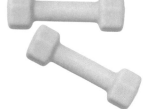

以我的情況為例，我是擁有兩個孩子的媽媽，同時也是文字工作者和網路社群經營者，每天穿梭於家庭和工作之間，是標準

的忙碌族群。減醣一舉瘦下來之後，雖然很想狂增運動量讓體態更完美，但我的境況就跟多數人一樣，並非每天都能動不動跑健身房、花大量時間運動。然而，我很清楚健康需要好的生活習慣，不能光靠飲食或只憑運動來維持，所以我日常的健康管理，經過不斷調整分配後是這樣的：

🚶 每天飲食保持50～60g醣／日，決定充足運動的當天，我會在運動前後增加醣分及蛋白質的食用量，整日的醣分攝取約在80～100g之間。

🚶 每週運動至少2～3次，運動類型以有氧運動（跑步）和無氧運動（健身房重量訓練、深蹲）為主，每次約進行40～60分鐘。

🚶 有氧運動時會戴上運動手錶觀察自己的心率，自我要求每分鐘需達130次。

燃脂運動建議至少需達到中低強度運動心率

中低強度運動心率＝（220－年齡）×60%～（220－年齡）×80%

日常難得有空檔，我就跑健身房活絡筋骨，不太有時間就趁採買用品時多步行，或是三餐飯後深蹲50～100下，流流汗一整天的精神更好，壓力也有了很好的釋放出口。

切勿因心急或補償心態（如一下子吃太多產生罪惡感）而密集爆

量運動，應該像飲食一樣均衡分配，把減醣和運動都視為一種習慣而非特殊手段，這樣會減少很多「沒時間運動」的藉口，反而會越來越喜歡動一動唷。

睡眠需充足

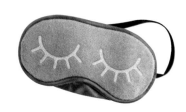

別再熬夜啦！如果時常睡太少，發胖機率會非常高，會比睡眠充足（每日7～9小時）的人高出70%以上的肥胖機率，很驚人吧？

這是為什麼呢？睡眠不足會導致有「瘦身荷爾蒙」之稱的瘦體素大幅下降，人不容易有飽足感，同時人體會分泌饑餓素，特別容易暴飲暴食、想吃高糖的食物，人就是這樣不知不覺發胖的。

從今天起好好睡吧！成年人每天需要的睡眠時間最好保持在7小時左右，晚上建議不要超過11點才入睡。提醒睡前別喝太多水或含咖啡因的飲品，盡量不要劇烈運動或使用3C電子產品，只要減少這些影響睡眠品質的行為，好好入眠絕對是幫你燃燒脂肪的好幫手。

常有好心情

壓力大、負面情緒多，會促使分泌腎上腺荷爾蒙的量增多，使得血糖上升、脂肪囤積，體重跟著增加。

同時也會導致心理不滿足，情緒一差就想用食物來餵飽心和胃，暴食之後產生罪惡感，接著又引發心情低落、亂吃一通，陷入無限輪迴。

保持好心情，除了生活要常檢視並調適外，換方向多思考也意外的有幫助，例如：與其老心心念念犯規食物，不如多尋找適合的食物有哪些；常想著沒時間好好活動，不如先從立即可執行的運動開始（例如深蹲），還有常挖掘生活上各種樂趣、多投注時間在自己的興趣上，用心去挖掘生活美好的那一面，就不會輕言放棄。

實際上好好減醣之後，當自己身上產生神奇的變化，會時常感到輕鬆愉快，人一開心做起任何事都更順心，周遭的人也會跟著感染美好的氛圍。而且啊，跟別人聊天時還多了一個很棒的話題，非常快樂的。

要多多嘗試

當健康成為跟呼吸一樣自然的生活習慣，甚至變成一種興趣，每天豐富充實、樂趣多多的感覺，會讓人更有活力、心情飛揚。

在減醣之前，我對「健康」兩個字並沒有特別的感觸，也沒什麼概念，直到親身經歷身心上奇蹟的改變，才發現健康為我帶來的還有啟發生活靈感，常常覺得有好多事都想試看看，變得有自信

勇於挑戰，不再輕易就放棄，無形之中意志力變堅韌了，這是我以前從未想過的。

我剛開始不只靠減醣來維持健康，各種對新陳代謝有益的方式，我都非常期待去嘗試。例如看到網路上分享姿勢矯正有益體態美，泡熱水澡跟冷水浴交錯可以活化粒腺體促進代謝等，只要不是對健康有害的我都會試看看，因為好奇和新鮮感而讓健康計畫更有樂趣，也很樂於跟身邊親友分享，讓大家一起感受美好生活。

以上各方面都注意、調整，並時常觀察自己的身體，持之以恆，健康的計畫一定會成功。就算沒有肥胖問題，照顧自己的身體也很重要，這本書可以作為居家必備的健康指引。

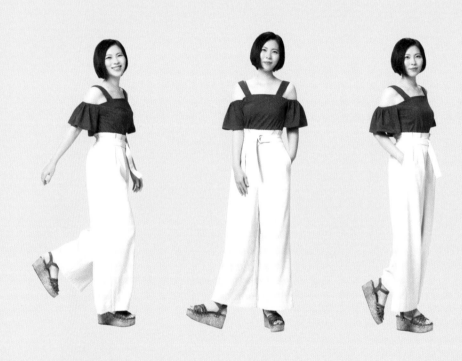

第四章

超級實用的
減醣技巧

本書食譜使用說明

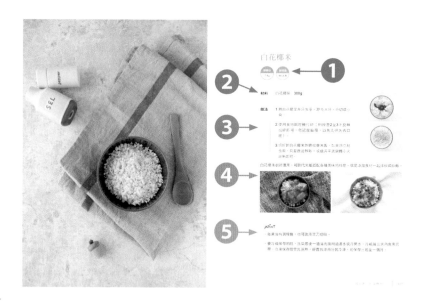

① 基本分量、含醣量及熱量標示：

每道菜的基本分量會標示出總分量或建議的食用人份，同時標示
該料理的總醣量及熱量；建議分成多人份的食譜，會標示出一人
份的醣量及熱量作為參考。

② 材料標示：

1小匙=5ml

1大匙=15ml

其他幾乎都是以克數表示

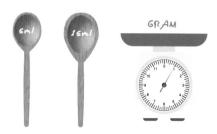

材料都是以生食狀態秤重，需去除掉不能食用的部位（如梗、蒂、根、籽、枯爛部分等先去掉）洗淨瀝水後才秤，沒有特別標示要去除不可食用的骨、殼部分的食材，請直接依據材料標示秤出需要的重量。需要特別製作調味醬汁的部分，會另外標示出醬汁的材料。

使用的廚具以平底鍋和炒鍋、湯鍋為主，少部份會使用到烤箱、電鍋、蔬果處理工具、氣炸鍋等廚房器具。

③ 做法詳解：

所有步驟都是經過無數次實測後紀錄，請先瀏覽一次做法後按照順序製作，等熟悉之後可自行運用不同廚房器具實作。

④ 輔助做法步驟圖或應用於其他料理的示意解說：

有些做法全以文字說明，會較難理解清楚，會針對初學者較難懂的步驟製作輔助說明的圖片。偏向實用技巧的食譜，會提供延伸應用於其他狀況的示範。

⑤ 重點提醒：

較多烹飪技巧的食譜，會額外標註重點提示，幫助讀者閱讀後做出美味的料理，或是提供初學者較不清楚的食材和輔助工具作為參考。

1 /

不用糖也能醃漬：
果汁是最好的天然甜味劑

有些料理會放糖提升甘味，或是加含糖調味品去醃漬，為了讓食物更入味，一不小心就加過量。市售的赤藻糖醇或是羅漢果糖、甜菊糖等代糖可取代砂糖使用，不過，雖然已被證實能安全食用，卻具有昂貴、不易取得的缺點。這時不妨利用天然果汁來提升甜度，醃漬食物時，還多了個軟化的效果，非常推薦。

這裡指的果汁是天然榨取的，建議多運用低醣分、香氣清新的柑橘類果汁，例如：葡萄柚汁、檸檬汁和柳橙汁等，以下就來一一介紹。

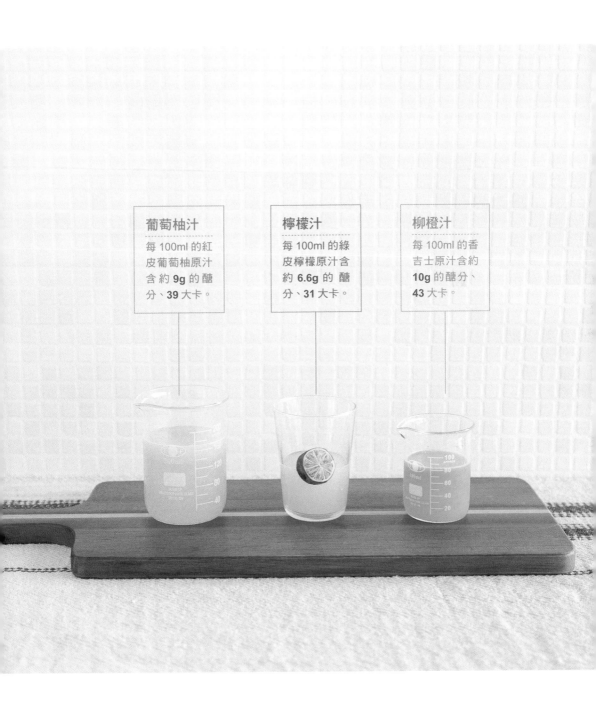

葡萄柚汁
每 100ml 的紅皮葡萄柚原汁含約 **9g** 的醣分、**39** 大卡。

檸檬汁
每 100ml 的綠皮檸檬原汁含約 **6.6g** 的醣分、**31** 大卡。

柳橙汁
每 100ml 的香吉士原汁含約 **10g** 的醣分、**43** 大卡。

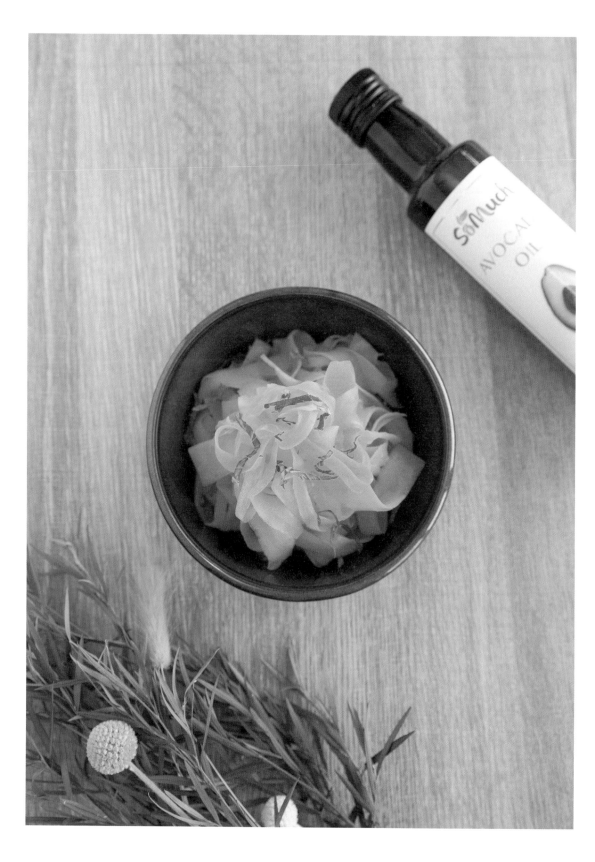

葡萄柚汁：

葡萄柚除了富含多種維生素，也含類黃酮，食用能增加人體免疫力、降低壞膽固醇、增強新陳代謝。唯有生病服藥時要減少葡萄柚食用量，避免發生交互作用，使得部分藥物在體內增強濃度或是代謝受影響。

葡萄柚汁適合涼拌小菜時添加，例如醃漬胡蘿蔔絲。或是跟鳳梨汁、香橙汁、醬油、好油混合後熬煮成醬汁，淋在煎好的肉排上，增添果香風味更加開胃。

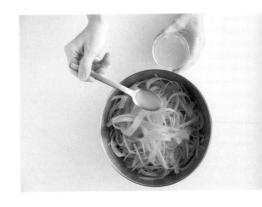

葡萄柚涼拌胡蘿蔔絲 【4人份】

總醣分
19.3g

總熱量
146 大卡

1人份
4.8g 醣
37 大卡

材料		
胡蘿蔔　200g		酪梨油　1小匙
新鮮葡萄柚汁　2大匙		海鹽　少許
蜂蜜　1小匙		

做法

1. 胡蘿蔔洗淨後用削刀將外皮削除，接著削成長條片狀，以滾水汆燙5～10秒後撈起，瀝乾水分後攤開放涼。

2. 將葡萄柚汁、蜂蜜、酪梨油、海鹽攪拌均勻，與胡蘿蔔片一起放入保鮮盒混拌均勻，醃漬30分鐘後即可食用，冷藏半天再吃會更入味。

point

· 胡蘿蔔含有的 β 胡蘿蔔素在新陳代謝中具有抗氧化的作用，煮熟後吸收率更高。平時擔心胡蘿蔔醣分高不敢多吃，這道常備小菜可以經常製作放冰箱冷藏（保存最多三天）。因為這是小菜，每次吃的分量不多，所以不用擔心醣類攝取過高，作為便當配菜或搭配沙拉都很適合。

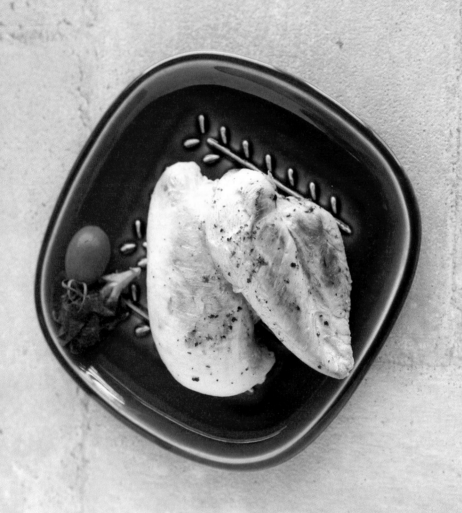

檸檬汁：

含有豐富維生素C，對消炎、消除疲勞、增加免疫力很有幫助，適量食用還能促進消化、降低血糖及膽固醇等，好處相當多。但是檸檬汁的酸度高，在料理食物時的用量不宜太多，建議想要軟化肉質、增添果香氣味時使用，例如淋少許和雞肉、魚肉海鮮及海鹽、胡椒等一同醃漬再烹調，口感會更軟嫩多汁。

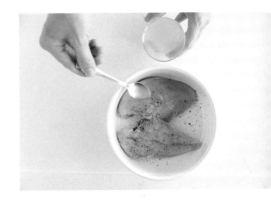

或是用部分檸檬汁取代醋涼拌小黃瓜，具有新鮮果酸，滋味更清爽。如果覺得甜度不夠，可加少許的天然蜂蜜提味。

檸檬香草嫩雞 【2人份】

總醣分
2g

總熱量
365 大卡

1人份
1g 醣
183 大卡

材料
雞胸　300g
新鮮檸檬汁　2大匙
喜愛的乾燥香草　少許
海鹽　3g
黑胡椒　少許
油　1小匙

做法
1.將雞胸肉與所有材料混合在一起醃漬，充分抹勻，醃30分鐘。

2.平底鍋中火充分熱鍋，不用放油，將醃好的雞胸肉放入鍋內煎，兩面各煎1分鐘後轉小火，蓋上鍋蓋，燜煮8分鐘，完成。

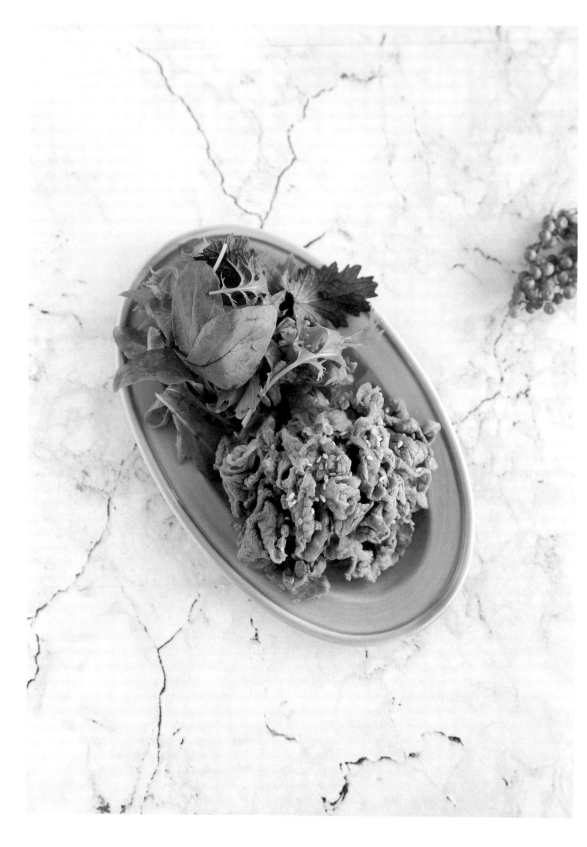

柳橙汁：

維生素C含量比檸檬和葡萄柚都高，酸度適中，嚐起來甘味表現會高一些，香氣也更鮮明，跟檸檬對身體的幫助很相近。一顆柳丁約9～11g醣，不一定要榨汁使用，直接當作餐後水果吃也很適合。

料理食物時用途很廣，大部分家常菜都能用到。例如一般食譜中需要加一至兩小匙砂糖的時候，可以用一或兩大匙的柳橙汁替代。用來醃漬白蘿蔔片、彩椒絲，或是小火熬至收汁放涼再和橄欖油、少許海鹽跟蜂蜜調成沙拉醬汁都不錯。醃肉的部分最適合和牛肉片一同醃漬，能減少肉的油膩感，吃起來更清爽。

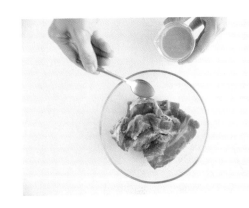

橙香牛肉燒 【2人份】

 總醣分 4g
 總熱量 742 大卡
 1人份 2g醣 371 大卡

材料
牛小排肉片　200g
新鮮柳橙汁　2大匙
醬油　1小匙
海鹽　少許
白芝麻　1小匙
油　1小匙

做法

1.將牛小排肉片和柳橙汁、醬油、海鹽一起抓揉，醃漬20分鐘。

2.平底鍋抹油，中火充分熱鍋後，將醃好的肉片放入鍋內，轉小火，煎至肉變色至熟即可關火。

3.盛盤灑上芝麻即完成，建議另外搭配蔬菜食用。

2 /
蔬菜儲存術

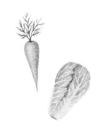

蔬菜在減醣飲食中占有相當的分量，但大部分蔬菜的鮮度易流失、不適合重複加熱，所以很多人在搭配時常疏忽了。其實只要運用一些小技巧，優先選擇醣分低、維生素和營養價值豐富的深綠蔬菜，以聰明的方式儲存或醃漬，就能減少沒有時間準備的情況。

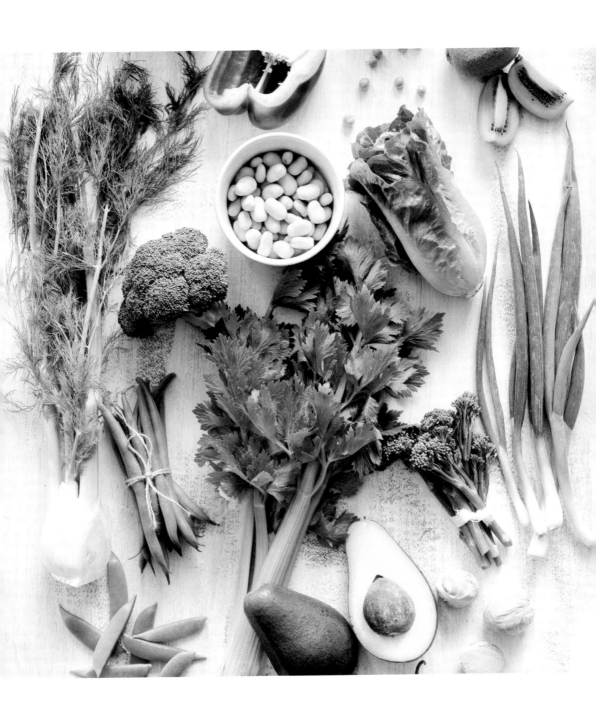

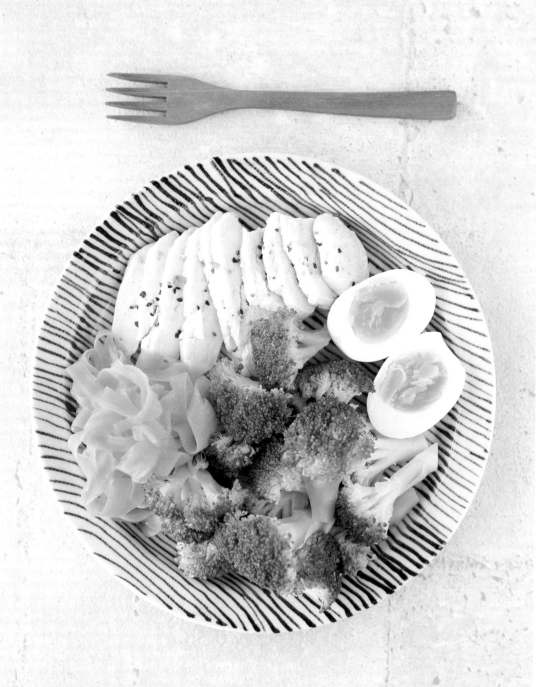

萬用即食青花菜

總醣分 3.9g　　總熱量 84 大卡

材料 | 青花菜　300g
鹽　1小匙

做法 | 1.將青花菜整顆浸水多次清洗後，對切成兩半，準備大鍋滾水，加一小匙鹽，放入青花菜汆燙3分鐘。

2. 撈起青花菜後，放涼再分切成小朵。

point

· 要趁新鮮煮食的青花菜，建議切成小朵調理，要常備儲存的青花菜則必須汆燙後再分切，這樣冷凍存放後，甜度與營養較不易流失。

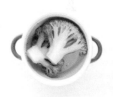

· 冷凍可保存15～20天，存放前建議在保鮮盒內鋪一層烘焙紙。為了好拿取，區隔出常用的分量並用烘焙紙隔開，每次要吃取出一部分，可以退冰後再料理，或是微波加熱直接食用。有空的時候多準備一些，日常配餐、用來做各種料理都十分方便。

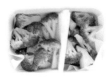

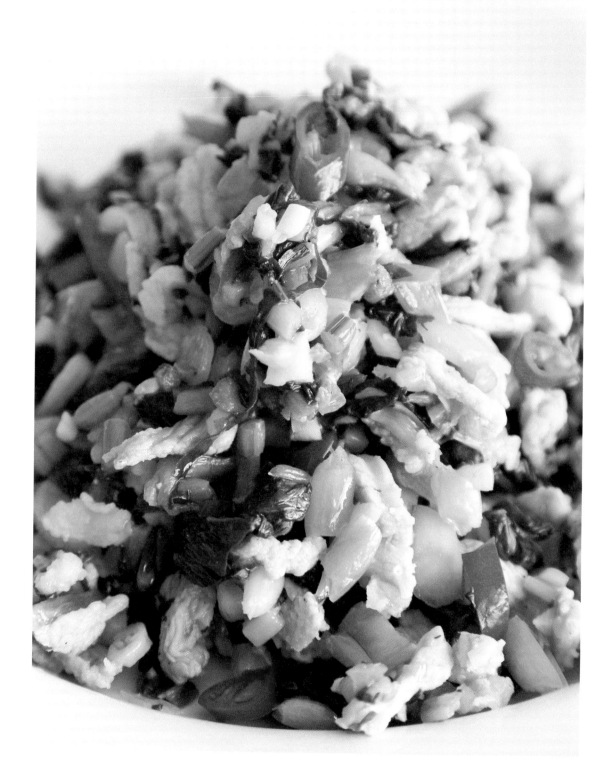

醃漬雪菜

總醣分 0g
總熱量 36 大卡

材料
油菜　300g
鹽　1小匙

做法
1. 將菜洗淨，只需把根部去除，接著鋪開自然晾乾，或用廚房紙巾將外表水分吸乾。

2. 菜放進保鮮盒，灑入1小匙鹽、蓋上保鮮盒蓋，搖晃均勻後，室溫放置10分鐘再送入冰箱冷藏，冷藏2天即完成自製雪菜（又稱雪裡紅）。

point

· 除了油菜外，也可選擇青江菜製作。這樣的醃漬葉菜可延長保存時間，炒菜風味也特別好。

· 常見的用法：蒜末、辣椒入油鍋以小火爆香，炒些肉絲，再將切碎的漬菜倒進一起炒熟，不必另外加鹽，就能完成快速又美味的肉絲炒雪菜。因為滋味比一般炒蔬菜更濃郁，搭配蔬菜麵（做法請參考p.132~p.135）或蒟蒻米一起食用最適合。

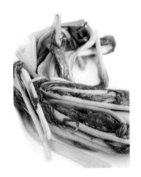

3 /
美味的
肉類料理及變化

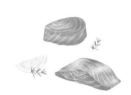

想促進身體代謝力？建議多以原型食材製作料理，調味越天然單純越好，不僅身體容易消化吸收食物的營養，也能促進代謝。若一次快速做多人份常備保存，這樣執行減醣時會更輕鬆。

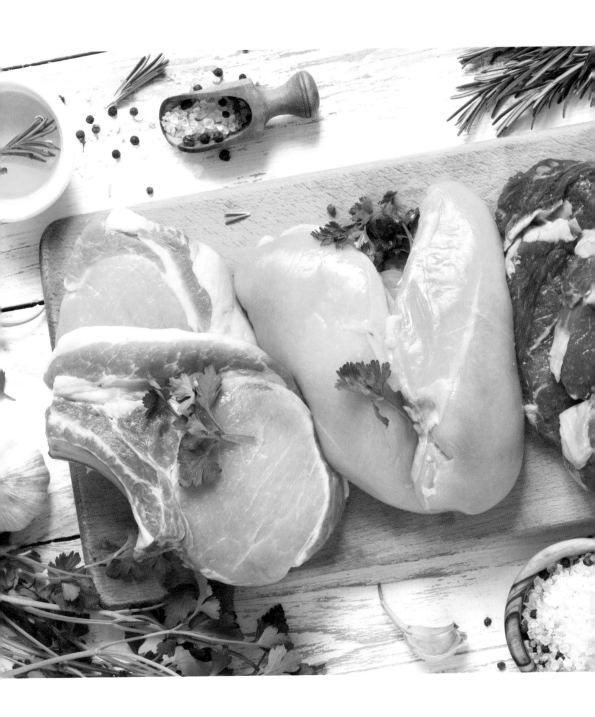

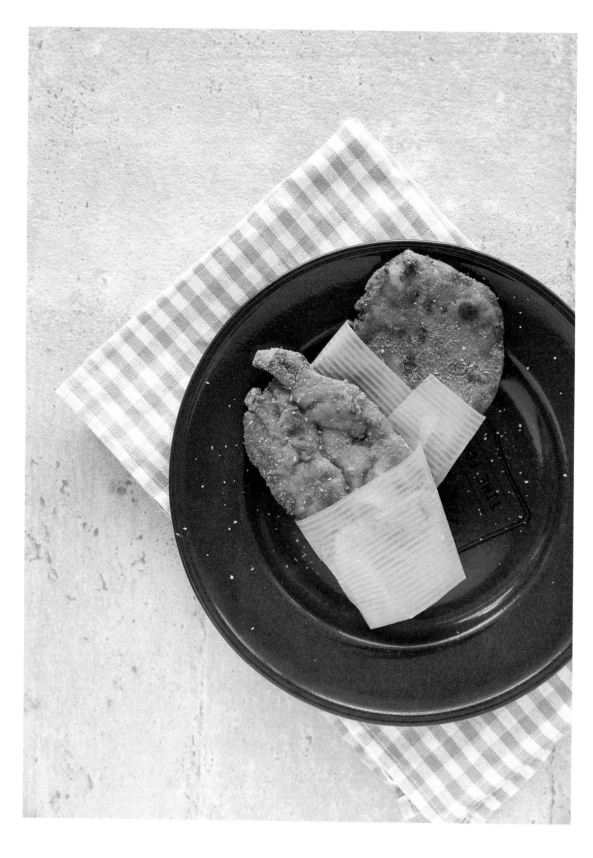

台味炸雞排 【2人份】

 總醣分 7.4g　 總熱量 328 大卡　1人份 3.7g 醣 164 大卡

材料	雞胸肉 150g 黃豆粉 4大匙 洋車前子粉 1大匙 油 適量	醃肉醬汁 材料	大蒜 1瓣 五香粉 2撮 羅漢果糖 1/2小匙 醬油 1小匙 米酒 1小匙 鹽 1/4小匙

平底鍋做法

1. 雞胸肉剖半後，用肉鎚將肉表面搥鬆，面積比原本擴大0.5倍（如圖A）。大蒜先切成末，再把全部的醃肉醬汁材料一起加進小盆內調勻備用。

2. 醃肉醬汁倒在搥打過的雞胸肉片上，輕輕抓揉後醃漬15～20分鐘。

3. 黃豆粉和洋車前子粉倒入調理盤內混合均勻（如圖B），放入醃好的雞排充分沾裹一層薄粉後，靜置5分鐘，待表面的粉反潮後再進行下一步驟。

4. 在平底鍋內倒入淺淺一層油，中火充分熱鍋，油中冒小泡泡後，就能將雞肉放入鍋裡煎炸，待一面煎成金黃酥脆後翻面，火勢轉為中小火繼續煎，兩面都變成鮮明的金黃色即可起鍋享用。

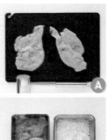
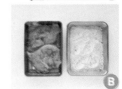

氣炸鍋做法

1. 雞肉處理及醃肉、裹粉的方式，請參考以上「平底鍋做法」的步驟123。

2. 將裹好粉的雞排表面刷上一層薄薄的油，放入氣炸鍋內鍋，以160℃ 氣炸10分鐘，打開鍋子將雞排翻面，溫度調整成200℃氣炸5分鐘，完成！

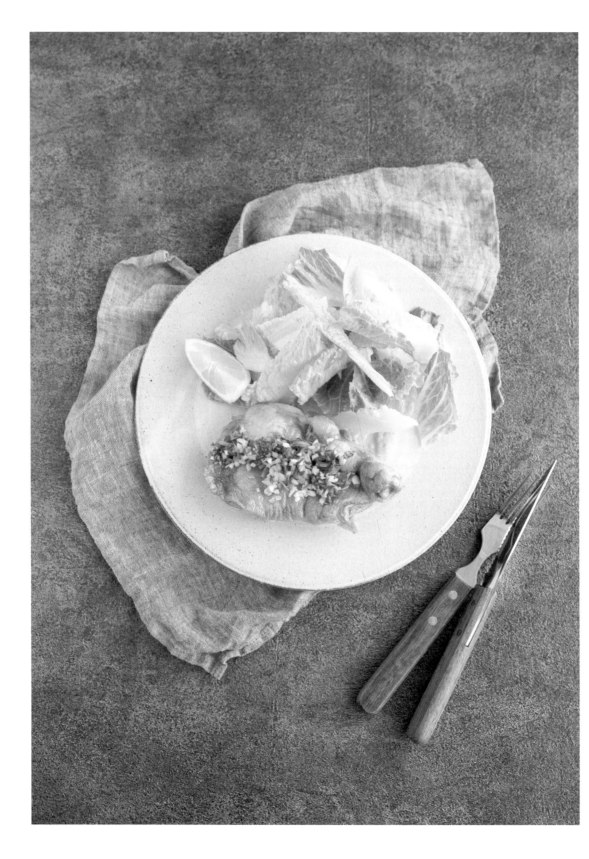

泰式酸辣雞腿 【2人份】

總醣分
19.5g

總熱量
726 大卡

1人份
9.8g 醣
363 大卡

| 材料 | 去骨雞腿排　2隻（約400g）
鹽　少許 | 醬汁
材料 | 大蒜　2瓣
辣椒　1根
香菜　1株
赤藻糖醇（或羅漢果糖）　1大匙 | 檸檬汁　1大匙
魚露　1大匙
冷開水　1大匙 |

平底鍋做法

1. 將雞腿排兩面灑上薄薄一層鹽，醃15分鐘。準備醬汁，將大蒜、辣椒、香菜切成末，加進放入赤藻糖醇、檸檬汁、魚露、開水的小調理碗內，調勻備用。

2. 雞腿醃好後，用廚房紙巾吸乾水分，平底鍋不用放油，雞皮朝下，先以中大火煎1～2分鐘，然後轉小火煎約5分鐘，待雞皮金黃酥脆後翻面，再以小火煎6～8分鐘。快煎好前，記得用筷子壓住骨關節處與鍋面貼平著煎，以免產生骨肉連結處沒有熟透的情況。

3. 煎好的雞腿裝盤後，要吃之前淋上酸辣夠味的醬汁就可以開動囉！

氣炸鍋做法

1. 雞肉處理及醃肉的方式，請參考以上「平底鍋做法」的步驟1。

2. 雞腿醃好後請用廚房紙巾吸乾水分，雞皮朝下放入氣炸鍋內鍋，先以180℃氣炸8分鐘，打開鍋子將雞腿翻面，轉200℃氣炸12分鐘。

3. 取出雞腿裝盤，要吃之前淋上醬汁即完成。

point

· 雞腿處理方式：請將無骨雞腿排的表皮用叉子戳出一些洞（可參考圖A），雞肉那面用小刀切劃一些刀痕（也就是俗稱的斷筋，請參考圖B），這樣做可避免之後料理時雞皮緊縮變形不美觀，或是熟度不均勻。

· 醬汁調勻後放置一旁，建議要吃雞腿時再淋上或沾著吃，可保持雞皮酥脆。

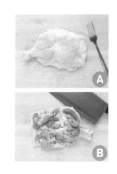

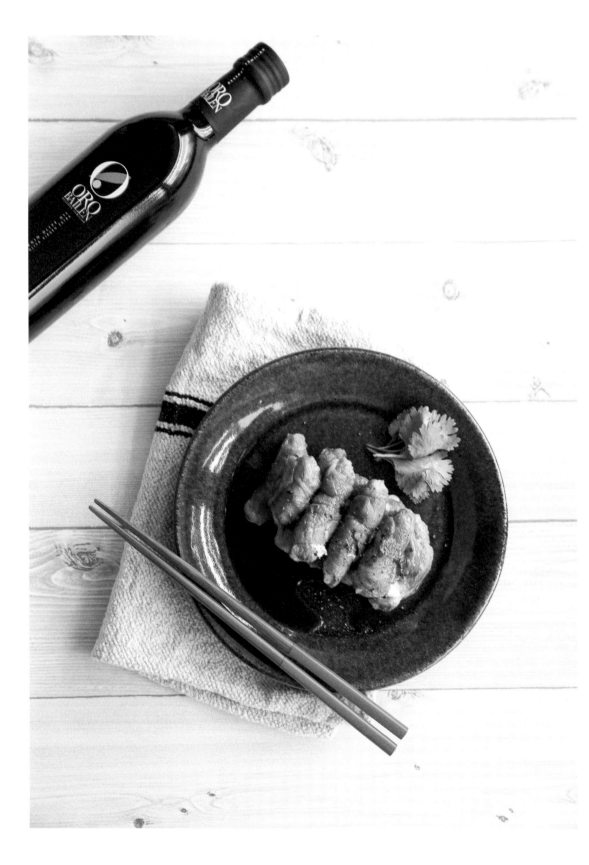

爆漿乳酪肉捲 【2人份】

總醣分	總熱量	1人份
7.2g	367 大卡	3.6g 醣 184 大卡

材料
牛梅花火鍋肉片（或豬梅花肉片）　150g
莫札瑞拉起司（mozzarella）　50g
橄欖油　少許

**醬汁
材料**
赤藻糖醇（或羅漢果糖）　1小匙
黑胡椒粉　少許
醬油　2小匙
味醂　1小匙
水　1大匙

做法

1. 將莫札瑞拉起司切成小長丁狀，用肉片仔細裹住起司，盡量不露出空隙（如右圖）。

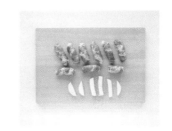

2. 在鍋內抹上薄薄一層油，中火熱鍋後，將肉捲一一放入，注意肉捲的收口處朝下先煎才不易散開。煎的過程轉小火，將肉捲表面煎出金黃微焦的色澤後盛起備用。

3. 原鍋內倒入醬汁的所有材料，攪拌均勻後，轉中火將醬汁煮滾，接著放入肉捲，過程中滾動肉捲讓醬汁均勻裹上，待醬汁煮至濃稠狀，起鍋盛盤即完成。

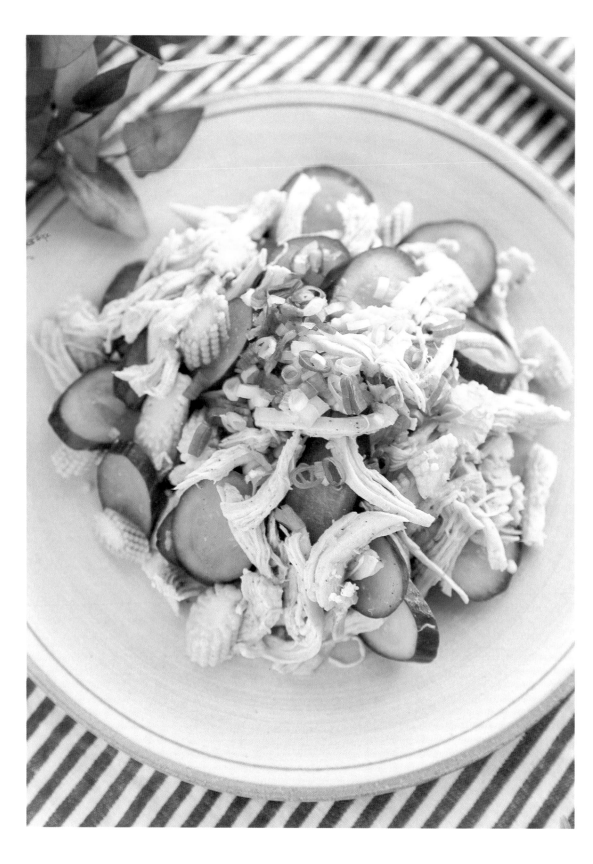

簡易蔬菜鹽水雞 【2人份】

總醣分 8.8g　總熱量 521 大卡　1人份 4.4g 醣 261 大卡

材料
雞胸肉　300g
小黃瓜　200g
玉米筍　100g
大蒜　2瓣
蔥　2枝
胡椒鹽　適量
鹽　適量
香油　1大匙
煮肉汁　1大匙

做法
1. 小黃瓜和玉米筍清洗過後斜切備用，雞胸肉放入鍋內，加1小匙鹽並加水略淹過雞肉，中火煮沸後，先放進玉米筍和小黃瓜汆燙5秒撈起備用，接著轉小火，燜煮雞肉8分鐘後熄火，整鍋靜置放涼。

2. 準備一個保鮮盒，將冷卻的雞胸肉手撕成絲狀放入，再將小黃瓜、玉米筍、切碎的蒜末和蔥花、胡椒鹽、1茶匙的鹽、香油、1大匙煮肉汁，充分拌勻後即可食用。

point
· 食用時可依個人喜好，酌量增加辣油調味。

· 這道是一次大量製作可多人食用的常備減醣菜，冷藏保存建議3天內食用完畢。

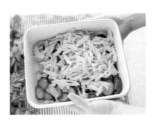

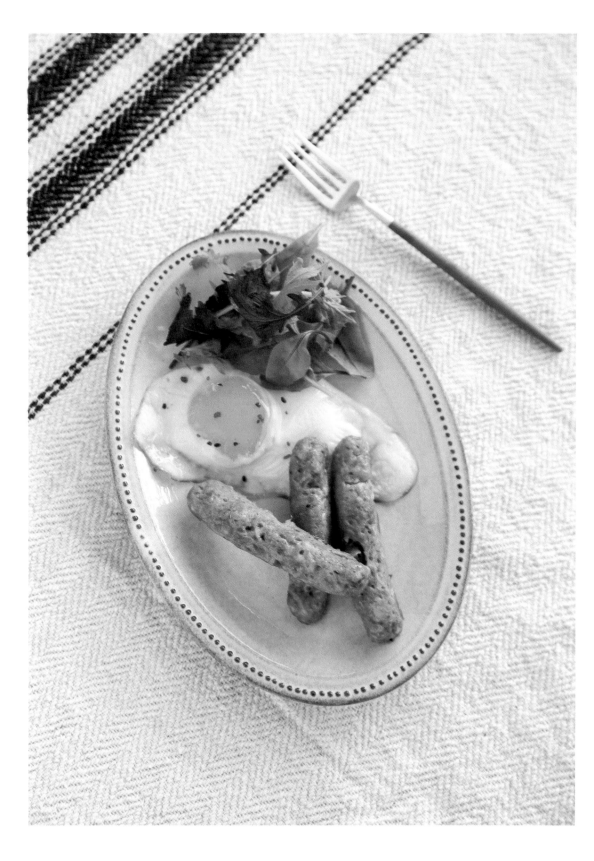

維也納香腸 【10 根】

 總醣分 2.7g 總熱量 1203 大卡 每根 0.3g 醣 120 大卡

材料 去皮豬肩胛肉　400g　　洋香菜粉　少許
大蒜　2瓣　　　　　　　黑胡椒粉　少許
海鹽　1/2小匙　　　　　煙燻紅椒粉　1茶匙
羅漢果糖　1小匙　　　　米酒　2小匙

做法 1.將豬肩胛肉切成一指節寬的塊狀，跟大蒜、海鹽、米酒一起放入食物調理機
內打碎。若沒有調理機，可直接購買肥瘦各半的絞肉，別忘了請肉攤老闆絞
細一點。

2.將絞碎的肉放入調理盆，用橡膠刮刀拌出黏性，接著加進羅漢果糖、洋香菜
粉、黑胡椒粉和煙燻紅椒粉拌勻，放冰箱冷藏醃漬30分鐘。

3.醃好的絞肉分成十等份，填入耐高溫的香腸專用矽膠模，填好後壓扎實一
點，接著將食物模放入烤箱，以180℃烤20分鐘就完成了。

point

· 香腸專用矽膠模其實就是製作寶寶香腸用的工具，由
於減醣時不建議常吃添加物多的加工食品，若想自製
可運用這種便利的食物模，或是用烘焙紙將絞肉捲裹
成長條狀再放入烤箱烘烤即可。

· 烤好的香腸可直接食用，做為早餐或便當菜都很適
合，沒吃完的部分可冷卻裝入保鮮盒冷藏，每次要吃
再取出加熱，建議三天內食用完畢。

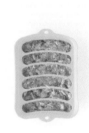

4 /
捲餡餅皮替代品

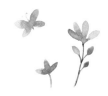

減醣不適合吃一整份麵包、饅頭這類精緻澱粉，那麼吃薄薄的餅皮總可以了吧?!實際上扎實的麵餅（如蛋餅皮、墨西哥捲餅等）醣分還是挺高的，市售餅皮一片約20～35g醣，搭配其他食材仍想控制在減醣範圍內，會比較困難。想提升代謝的時期，不妨多運用生菜（兩大片約0.5g醣）、豆包（1片約2g醣）、海苔（1大片約0.1g醣）等低醣食物替代，饑餓的時候多吃一些，也不擔心醣分超標。

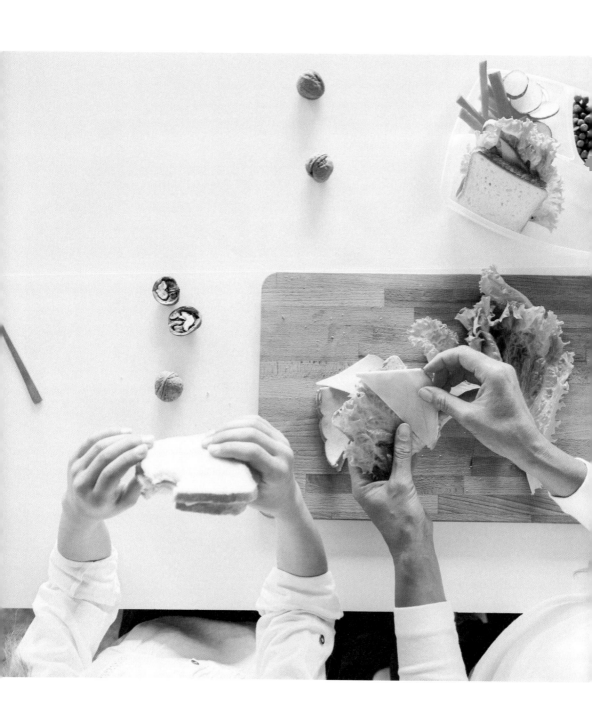

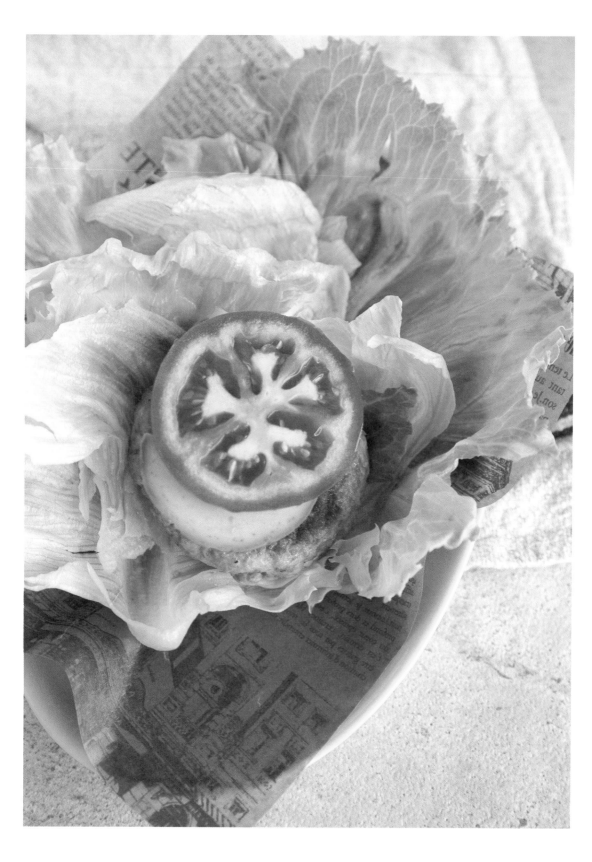

生菜酪梨蝦排堡 【3人份】

 總醣分 6g
 總熱量 800 大卡
 1人份 2g 醣 267 大卡

材料

美生菜　6大片
酪梨　90g
番茄　45g
草蝦仁　100g
豬絞肉　300g

大蒜　1瓣
薑　5g
義式綜合香草鹽（或海鹽）　1/4小匙
黑胡椒粉　少許

做法

1.將蝦仁剁碎，與豬絞肉一起放進調理盆內，加進切碎的蒜末、薑末、鹽、黑胡椒粉。搓揉出黏性後分成三份，壓實並整理成約1cm厚的圓形。

2.平底鍋以中火熱鍋後直接放入蝦肉排，煎至金黃微焦後翻面。另一面也煎出金黃色後轉小火，蓋上鍋蓋燜8～10分鐘。用牙籤叉入蝦肉排中央，若流出透明湯汁，就代表已熟透。

3.生菜充分清洗，使用蔬果瀝水器或廚房紙巾吸除水分後，取兩大片鋪好，夾入三片酪梨、一片番茄、蝦肉排，就是一份好看又好吃的生菜堡。

※ 請多多運用生菜取代麵包，盡情發揮創意，做出專屬自己口味的生菜漢堡吧！

point

· 製作好的蝦肉排若沒有馬上煎食，可以冷凍保存2～3週。每次要吃之前，先解凍再加熱即可。

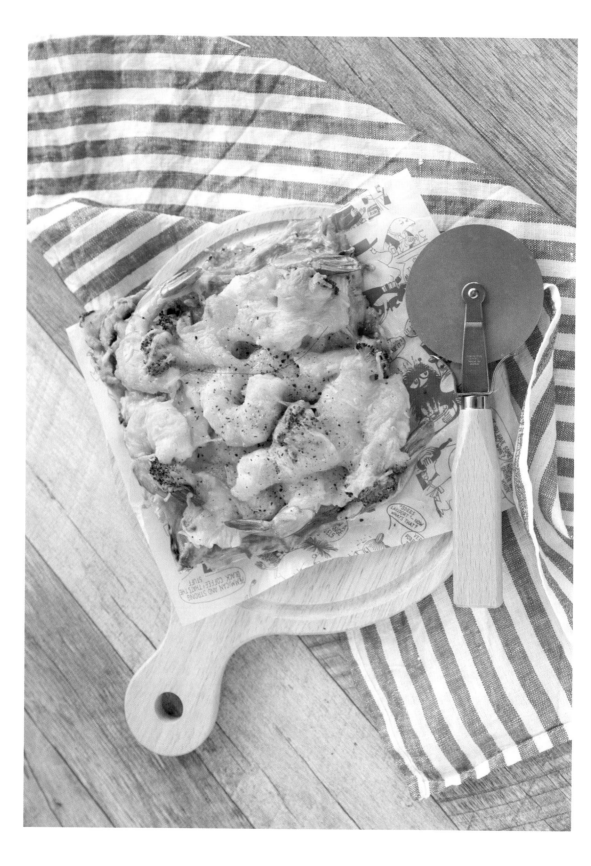

鳳梨鮮蝦豆皮披薩 【2人份】

 總醣分 19.5g 總熱量 612 大卡 1人份 9.8g 醣 306 大卡

材料

豆包　3個（約150g）
大白蝦　6尾（去頭殼後剩約100g）
新鮮鳳梨　50g
洋菇　50g
萬用即食青花菜（請參考本書p.89）　30g

有機番茄醬　1大匙
起司絲　45g
鹽　少許
黑胡椒粉　少許

做法

1.白蝦洗淨後去頭去殼、挑除腸泥，用廚房紙巾吸乾後，灑上鹽和黑胡椒略醃過。洋菇與鳳梨切成薄片，青花菜解凍後撕成小塊備用。

2.將豆包對折處剪開，攤平放在鋪上烘焙紙的烤盤上，每片交界處稍微交疊。可放入少許起司絲在接縫處，幫助烘烤的時候黏合用（圖A）。

3.烤箱先以200℃預熱，接著在豆皮上抹一層番茄醬，依序鋪上洋菇片、蝦肉、鳳梨、青花菜（圖B）。

4.最後均勻灑上起司絲，送進烤箱烤15分鐘，出爐後灑上少許黑胡椒提香即完成。

※豆包取代一般的披薩餅皮一點也不違和，口感雖然不同，美味程度可是會讓人驚豔的喔！

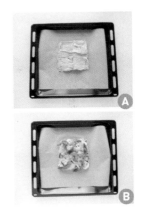

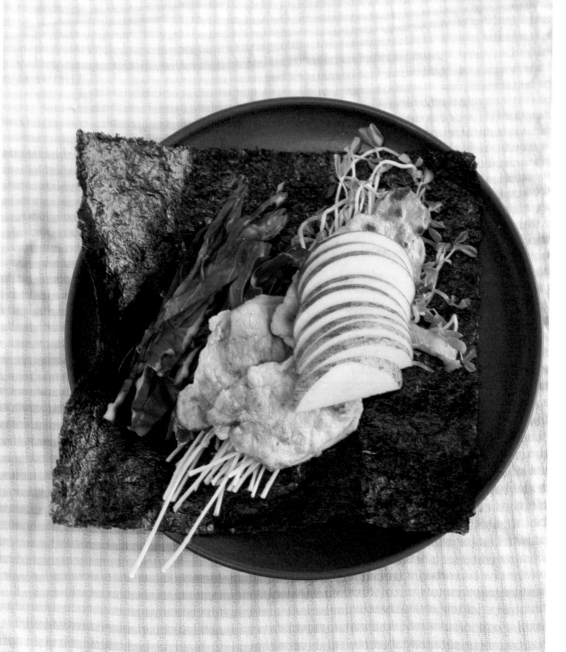

蘋果燒肉海苔手捲 【2人份】

總醣分 12.8g　總熱量 252 大卡　1人份 6.4g 醣 126 大卡

材料
海苔　2大片	油　少許
豬小里肌肉片　100g	豌豆苗　50g
柳橙汁　1大匙	紫高麗菜　50g
醬油　1小匙	蘋果　60g

做法

1. 將豬肉片、柳橙汁和醬油一起抓揉，靜置室溫醃15分鐘。豌豆苗洗淨拭乾水分，紫高麗菜洗淨切成絲狀、蘋果切片備用。

2. 鍋內抹少許油，中火熱鍋後轉小火，放入肉片煎至兩面金黃即盛起。

3. 在盤中鋪入海苔片，捲起蔬果和肉片即完成。

※使用海苔可以製作各種手捲、蔬肉捲，或發揮創意製作偽飯糰。

point

‧海苔容易受潮，捲好食材請盡量立即食用。

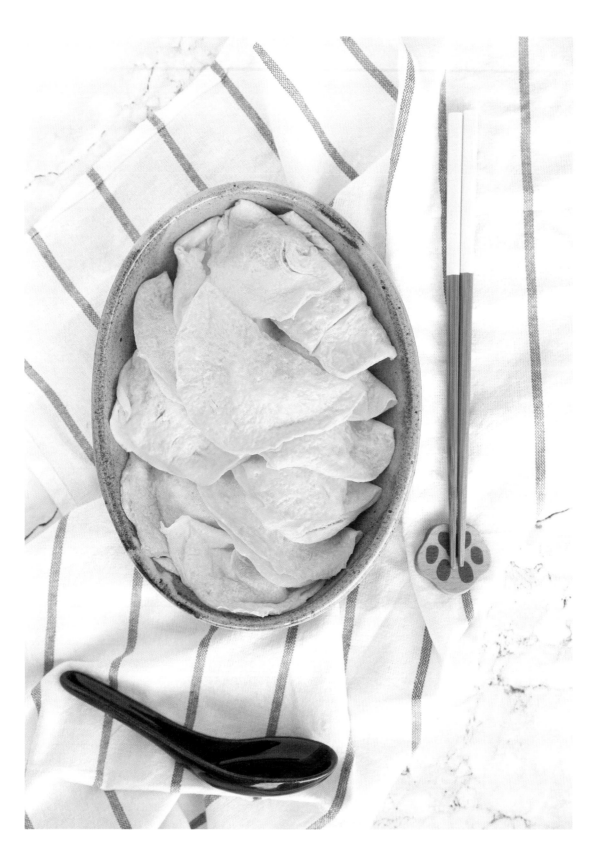

蔥肉蛋餃 【4人份】

總醣分
9g

總熱量
860 大卡

1人份
2.3g 醣
215 大卡

材料　豬絞肉（豬去皮五花肉、豬小里肌肉各一半絞細）　150g
青蔥　1根　　　　　　烘焙用杏仁粉　1/2大匙
薑末　1小匙　　　　　鹽　2撮
雞蛋　6顆　　　　　　油　2小匙

調味料　醬油　1小匙　　　　　白胡椒粉　少許
米酒　1小匙　　　　　鹽　2撮
香油　1小匙

做法

1. 買回的豬絞肉再剁細一些（或是自己買肉回來，切小塊後用食物調理機打碎），加進調味料充分拌勻，直到肉的黏性出現。將蔥切細切成蔥花，薑切成末，和烘焙用杏仁粉一起拌入絞肉餡內。雞蛋加鹽打成蛋液，以篩網過濾後備用（圖A）。

2. 平底鍋抹上薄薄一層油，中火充分熱鍋後，用湯杓舀約1大匙的蛋液，將蛋液倒入鍋內，蛋稍微凝固就轉小火，放上一大匙肉餡（圖B），以鍋鏟輔助，趁蛋液未完全凝固，將蛋皮兩端覆蓋黏合（圖C），盛起冷卻。

3. 重複步驟2，將剩下的蛋液和肉餡製成蛋餃（總共約可製作12顆）。冷卻後可立即下鍋煮（浮起後食用），或是分裝冷凍，冷凍可保存約1週。

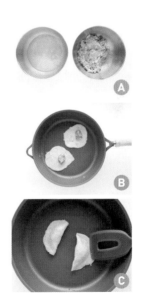

5 /
原型的優質澱粉要多運用

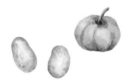

前面第一章提到，減醣不是完全斷絕澱粉，還是會吃優質、原型澱粉，因為天然食物沒有經過人為加工，正是人體代謝運作需要的。不過別忘了，減醣飲食攝取的醣分仍需控制，澱粉相較其他原型食物還是醣分較高的，建議需要大量工作的白天食用。用餐時先多吃蔬菜、高蛋白質食物，澱粉擺在一餐的最後再吃。

原型澱粉有哪些呢？
・糙米、全麥、五穀雜糧
・山藥、牛蒡、玉米、地瓜、南瓜、芋頭、菱角、蓮藕、馬鈴薯
・薏仁、蓮子、栗子、荸薺
・澱粉含量高的豆類：例如花豆、紅豆、綠豆、皇帝豆、豌豆仁

這些原形澱粉又叫「天然醣食物」，除了醣類還含有油脂、蛋白質、礦物質，以及有助人體抗氧化、抗發炎的植物生化素（phytochemicals）。

以下列出常見、容易帶來飽足感的原型澱粉簡易料理和保存方式，請多多運用在飲食搭配中，讓循環代謝再提升。

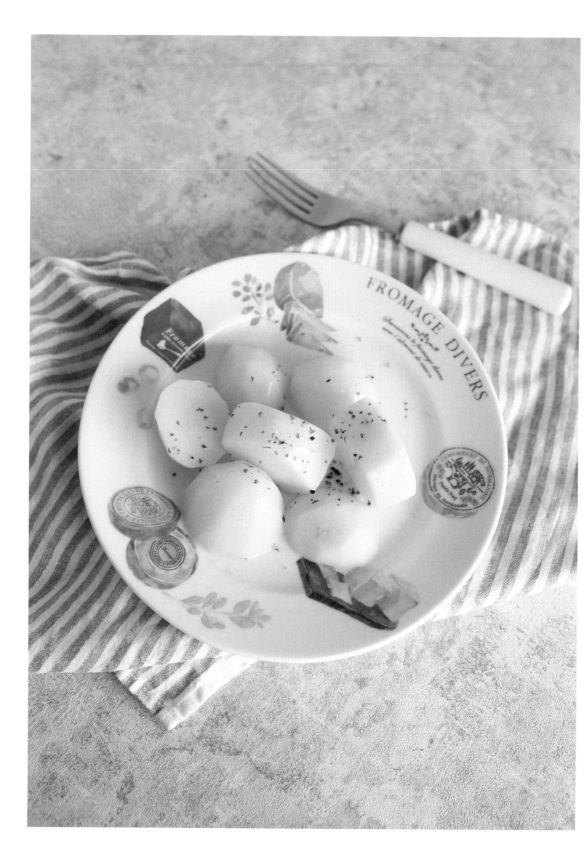

油淋蒸煮馬鈴薯【2顆】

總醣分
26g

總熱量
136 大卡

1顆
13g 醣
68 大卡

材料　馬鈴薯　2顆（約200g重）
橄欖油或紫蘇油　2小匙
乾燥洋香菜葉　少許
海鹽　少許

做法　1.將馬鈴薯洗淨後，連皮用電鍋蒸熟，趁熱撕去外皮再切塊（或是削皮後放入滾水，小火煮20分鐘後撈起再切）。

2.馬鈴薯切塊後靜置稍放涼，淋上油，灑少許鹽和洋香菜葉即完成。

point

· 一次處理大量馬鈴薯保存時，建議切成大塊後泡水15分鐘，再將表面多餘的澱粉黏液用廚房紙巾擦乾，然後密封冷凍保存。每次要吃時，再取適當分量出來加熱。

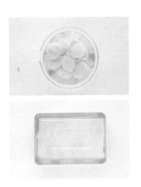

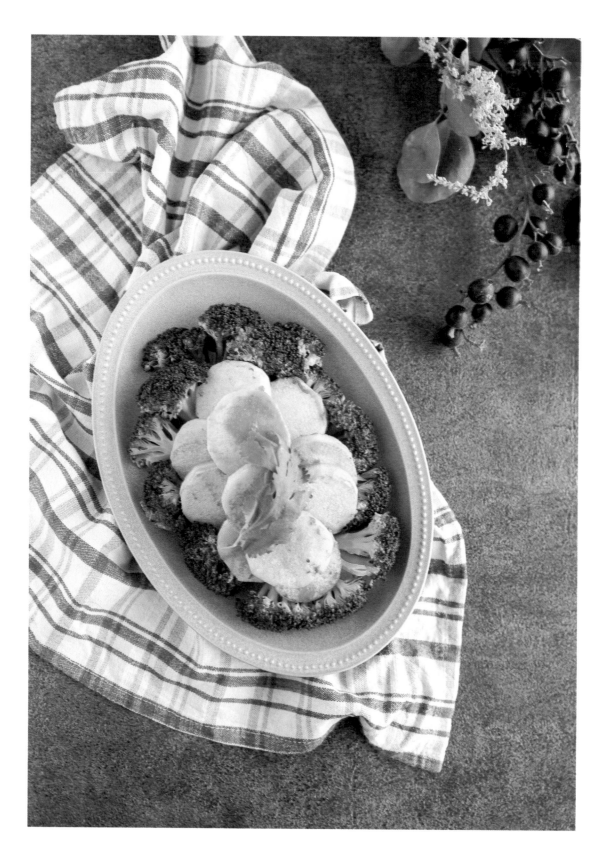

味噌煎烤山藥排 【4人份】

總醣分 36.9g　羅漢果 239 大卡　1人份 9.2g 醣 60 大卡

材料

山藥　200g
味噌　1小匙
醬油　2小匙
羅漢果糖　1小匙
油　1小匙
水　4大匙

做法

1. 將山藥洗淨去皮，切成約0.5cm厚。將味噌、醬油、羅漢果糖、水攪拌均勻成醬汁備用。

2. 平底鍋抹上油，中火熱鍋後放進山藥，煎至兩面金黃微焦。倒入醬汁後轉小火滾煮收汁（中間記得翻面），讓兩面都吸入醬汁即完成。

point

· 山藥建議不要買整根，購買分切的小分量即可。每餐要用多少切多少，沒用到的部分不要削皮。

· 放冰箱冷藏前，請在切口處覆蓋廚房紙巾，並用橡皮筋幫助密合，然後才裝袋密封保存。食用期限為一週。

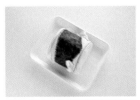

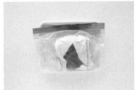

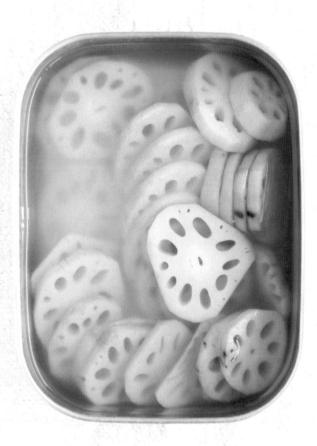

醋煮蓮藕 【4人份】

總醣分
30.6g

總熱量
195 大卡

1人份
7.7g 醋
49 大卡

材料	蓮藕　300g 無糖蘋果醋　1大匙 水　適量

做法

1.將蓮藕洗淨削皮，切成約0.5cm厚的片狀，放入小鍋內。

2.加入1大匙醋和略淹過蓮藕片的水，中火煮滾後熄火，靜置冷卻。

point

・加醋煮蓮藕除了減少切面接觸空氣產生「褐變」的情況，還能延長保存期限。加醋水煮過的蓮藕可冷藏保存一週左右。直接搭配各種餐點，或是涼拌、鑲餡蒸、煮湯等都很適合。

・牛蒡也可以仿照這個方式，醋煮保存。

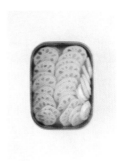

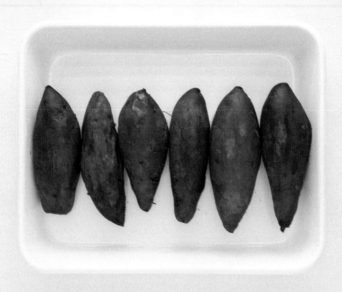

地瓜

又稱甘薯，紅肉或黃肉的甘薯都適合減醣時食用，但金時或牛奶地瓜由於醣分較高，會建議減少選擇。地瓜除了搭配三餐外，也很適合運動後補充，但每100g重的地瓜就有約23～25g左右的醣分，要怎麼食用才方便？

處理
&
保存建議

先將地瓜外皮刷洗乾淨，連皮一起蒸熟，冷卻後放冷藏或冷凍。冷藏可保存五天，冷凍可保存二至三週，每次要吃請秤重分切。冷食或熱食都適用，可以直接吃，也可以搗成泥或是拌地瓜沙拉。

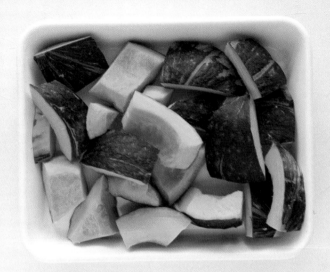

南瓜

每100g重的南瓜含14.8g醣、74大卡。
請多選擇在地品種的南瓜，醣分會比栗子南瓜低。

保存建議

1.將南瓜外皮充分刷洗乾淨，剖切後用湯匙將籽挖除，切成厚塊置於保鮮盒，可以冷藏保存約三天。

2.南瓜切塊後切除外皮，直接放電鍋或微波爐加熱至熟透後，倒入鍋內加少許油以小火拌炒成南瓜泥，冷卻密封冷藏可保存五天，滷煮、烤食或製作成南瓜泥球都很方便。

6 /
取代米飯的常備品

米飯在減醣時常只能吃幾口,實在很不過癮。能不能有大口享用的替代品,吃起來無負擔還能獲得更多營養?當然有,參考這章動起來,一次解決以往的困擾吧!

白花椰菜不只維生素C和膳食纖維豐富,其中含有的「鉻」對血糖的調節控制很有幫助,有益降血脂,製作成偽飯,口感相仿又沒有特殊氣味,是減醣時非常推薦的食材。

豆腐的鈣質、蛋白質含量、飽腹感都高,可部分替代高蛋白質的肉類或海鮮搭配餐食。

毛豆的營養價值與黃豆相近,膳食纖維豐富,並含有卵磷脂、大豆異黃酮也是很好的植物性蛋白質來源,取代米飯時要留意,咀嚼細一點較好消化。

藜麥指的是印第安麥，它能提供豐富維生素、礦物質和膳食纖維，常見的有紅白黑三種藜麥。但是藜麥的醣分不低，每100g約含58～60g醣，建議少量搭配毛豆或拌在沙拉裡食用。

黑豆有分青仁與黃仁黑豆，青仁的膳食纖維跟營養都優於黃仁，其中的礦物質對減醣期間的飲食需求有良好助益。不過，若是容易胃漲氣的話，建議黑豆、黃豆、毛豆等大豆類食物要減少，可以用豆腐替代。

玉米是全穀雜糧類的蔬菜，醣分不低，但它是良好的原型澱粉，鈣質、抗衰老的營養成分高，少量點綴沙拉或與大豆類食物一起食用，能增添香甜的滋味。

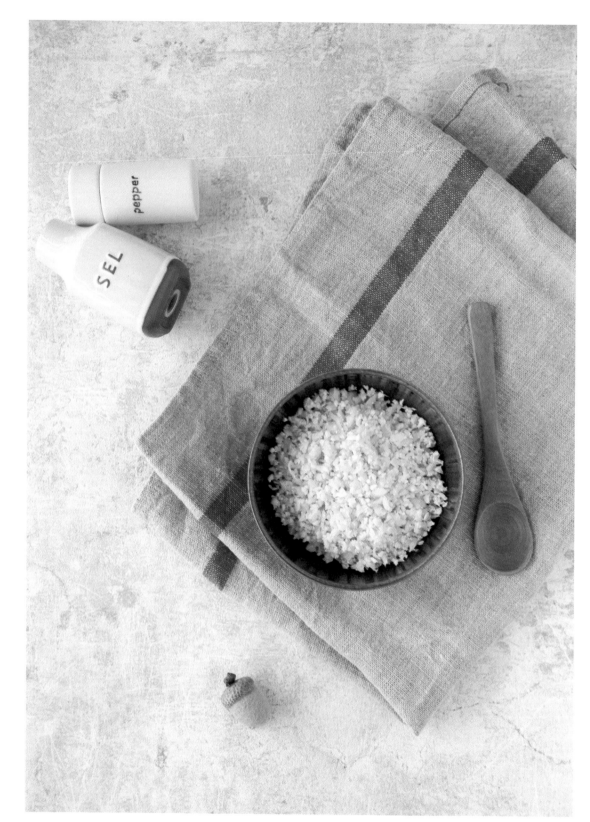

白花椰米

總醣分
7.5g

總熱量
69 大卡

材料 | 白花椰菜　300g

做法 |
1. 將白花椰菜充分洗淨，瀝乾水分，分切成小朵。

2. 使用食物調理機打碎（約按壓2至3下旋轉切碎即可，勿過度磨攪，以免太碎失去口感）。

3. 切好的白花椰米外觀很像米飯，如果想立刻食用，只要微波熱熟，或使用平底鍋轉小火炒熟即可。

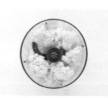

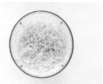

白花椰米很好運用，可取代米飯搭配各種美味的料理，或是添加食材一起拌炒成炒飯。

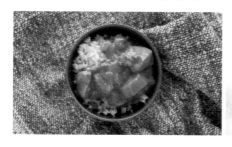

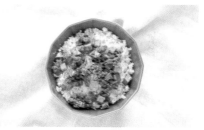

point

· 如果沒有調理機，也可改用菜刀切碎。

· 要冷藏保存的話，洗菜最後一道清洗請用過濾水或冷開水，冷藏請三天內食用完畢。冷凍保存前需先蒸熟，靜置放涼再分裝冷凍，可保存三週至一個月。

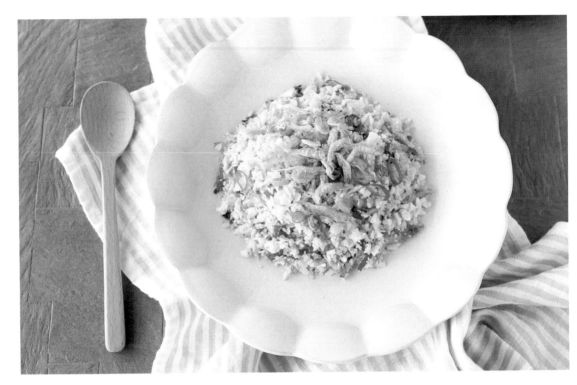

櫻花蝦白花椰炒飯 【1人份】

總醣分 7.8g
總熱量 202 大卡

材料

白花椰米　200g
乾燥櫻花蝦　8g
大蒜　2瓣
青蔥　1枝

橄欖油　3小匙
海鹽　2撮
黑胡椒粉　少許

做法

1. 將蔥洗淨（蔥白與蔥綠分開）切成蔥花，大蒜切成碎末。

2. 平底鍋加油，轉小火熱鍋，接著放進蔥白、蒜末、櫻花蝦，小火加熱爆香（約2分鐘）。

3. 加進白花椰米拌炒，轉中火炒至熟透，灑入海鹽和黑胡椒拌勻，起鍋前加入蔥綠略拌，盛盤即完成。

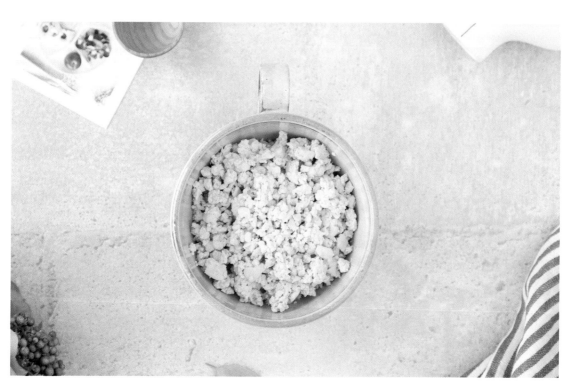

豆腐飯

總醣分
16.2g

總熱量
264 大卡

材料 | 板豆腐　300g

做法
1. 豆腐以重物加壓20～30分鐘,排出多餘水分。

2. 排水後的豆腐捏碎倒入平底鍋,以中火炒乾,炒的過程可以用鍋鏟幫助碾壓。

point

· 炒好的豆腐飯重量縮為原本的一半左右,大約是一人一餐的飯量。冷卻後冷藏可保存兩天,或是一次製作大量,分裝冷凍也可以,冷凍建議兩週內食用完畢。

· 可取代米飯直接食用,或與其他食材拌炒、做成丼飯都適合。

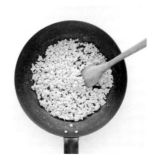

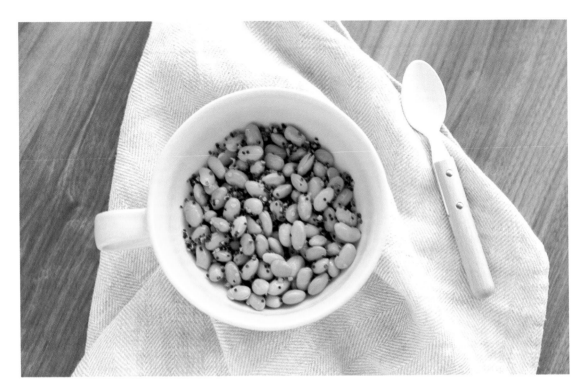

毛豆藜麥飯

總醣分
39g

總熱量
313 大卡

1人份
9.4g 醣
147 大卡

材料 毛豆仁　100g　　　有機三色藜麥　50g

做法 1.三色藜麥煮法：藜麥放在細網上清洗後瀝除水分，與100ml水一起放入小鍋內，以大火煮滾後轉小火，蓋上鍋蓋燜煮10～12分鐘後熄火，放涼備用。

2.毛豆仁煮法：毛豆洗淨後放入小鍋，加略淹過毛豆的水量，以大火煮滾後轉小火，煮10分鐘後熄火。

3.一人份毛豆藜麥飯：100g熟毛豆仁加10g熟藜麥

point

· 清洗藜麥時，以烘焙用的篩麵粉細網邊洗邊過濾是最方便的，也可以將藜麥裝進棉布袋內搓洗，視個人習慣選擇。

· 可一次煮多分量，分開煮並個別分裝，這樣每次在計算醣分時會較方便。煮熟的毛豆和藜麥，冷藏建議三天、冷凍建議兩週內食用完畢。

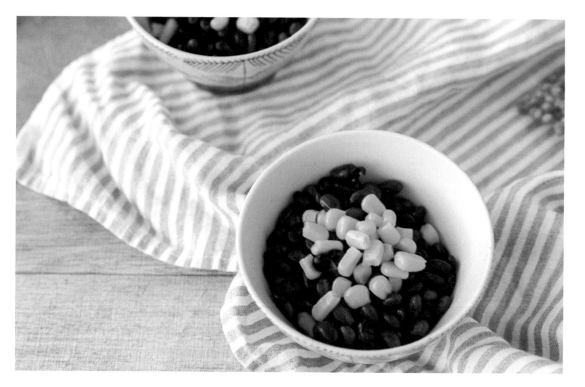

黑豆玉米飯 【2人份】

總醣分	總熱量	1人份
15g	400大卡	7.5g 醣 200大卡

材料
青仁黑豆　100g
黃玉米粒（玉米罐頭）　20g

做法
1. 黑豆洗淨，放入小容器，加水至比黑豆高一指節，放冰箱浸泡8小時至一天。

2. 將黑豆取出，濾除水分後再加進1.5米杯的水，電鍋外鍋加2米杯水，加熱跳起後燜10分鐘即完成。

3. 熟的黑豆約240g重，平均分成兩碗，每碗舀入10g的黃玉米即完成。

7 /
取代麵條的好提案：
各種蔬菜麵＆推薦處理器具

覺得不吃麵就沒飽足感嗎？你知道一般麵條的醣分有多高？驚！
每100g重的乾麵約72g醣！麵條這種精緻澱粉不僅醣分高，還空
有熱量、缺乏營養。想幫助代謝更振奮，精緻澱粉切記要避免或
盡量少吃。這時不妨選擇原型的「蔬菜麵」替代，趁此一股作氣
多多攝取纖維質跟不同營養，一樣吃得飽而且口感變得更多元，
從此還會愛上多吃菜呢！

好搭配，建議常吃的低醣蔬菜麵

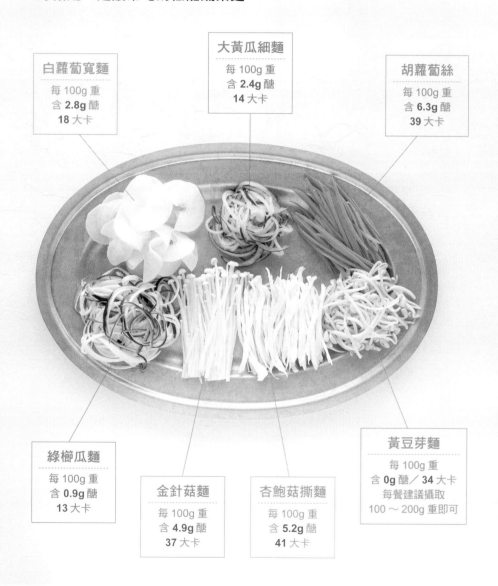

白蘿蔔寬麵
每 100g 重
含 **2.8g** 醣
18 大卡

大黃瓜細麵
每 100g 重
含 **2.4g** 醣
14 大卡

胡蘿蔔絲
每 100g 重
含 **6.3g** 醣
39 大卡

綠櫛瓜麵
每 100g 重
含 **0.9g** 醣
13 大卡

金針菇麵
每 100g 重
含 **4.9g** 醣
37 大卡

杏鮑菇撕麵
每 100g 重
含 **5.2g** 醣
41 大卡

黃豆芽麵
每 100g 重
含 **0g** 醣／**34** 大卡
每餐建議攝取
100～200g 重即可

蔬菜麵適用的處理器具

- 原型、不需特殊處理：黃豆芽、金針菇。
- 用手直接撕開：杏鮑菇。
- 直徑寬、口感較扎實清脆、適用蔬果削鉛筆器、刨絲刀的蔬菜：胡蘿蔔、白蘿蔔、大黃瓜。
- 直徑細窄、汁較多軟硬適中、適用螺旋刨絲器的蔬菜：櫛瓜、小黃瓜。

其他只要有一定硬度的蔬菜，也可嘗試先用削片器削成薄片，再用菜刀切絲。

以上列出常見且推薦的蔬菜麵製作方式，另外還有很多食材跟不同方法。這也是減醣時的樂趣之一，請盡情挖掘享用。

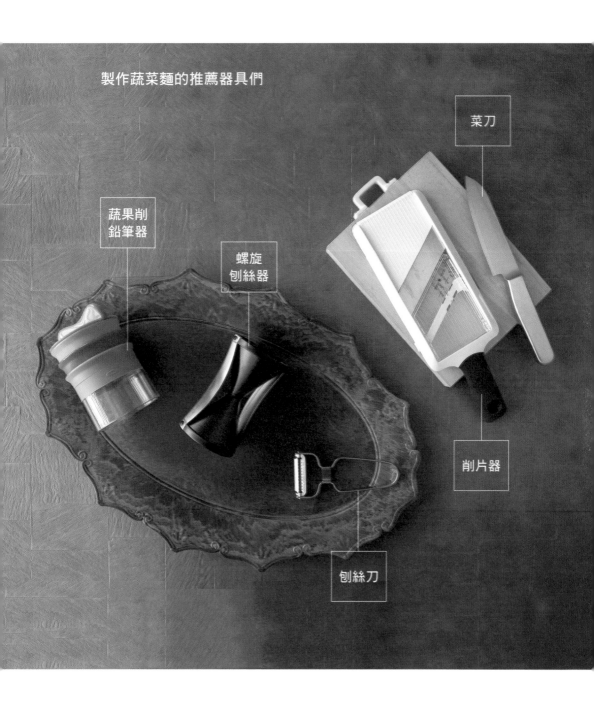

製作蔬菜麵的推薦器具們

菜刀

蔬果削
鉛筆器

螺旋
刨絲器

削片器

刨絲刀

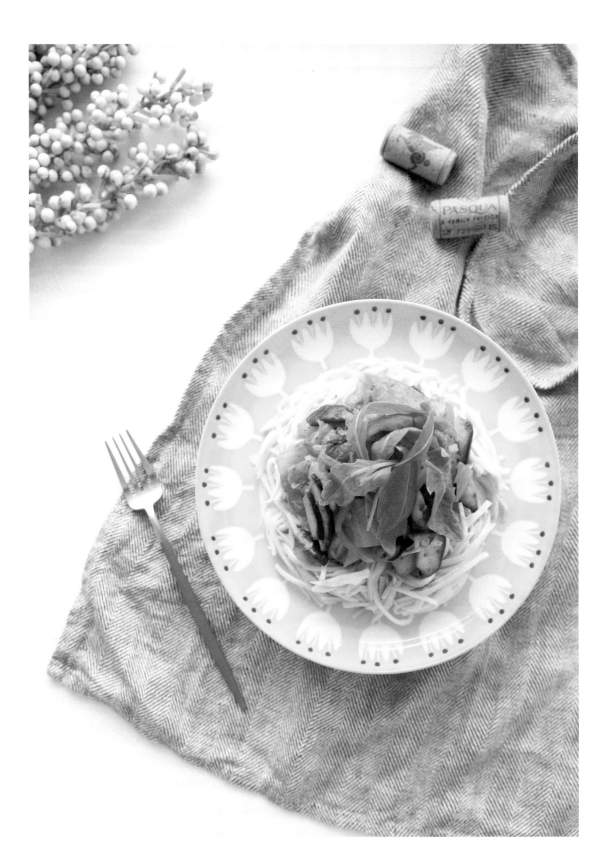

韓式菇菇拌麵 【2人份】

總醣分
31.6g

總熱量
337 大卡

1人份
15.8g 醣
169 大卡

材料

杏鮑菇　500g
白蘿蔔　40g
韓式泡菜　60g
大蒜　2瓣
油　1小匙
香油　1小匙
鹽　少許

做法

1. 杏鮑菇撕成細絲，白蘿蔔切成細絲，大蒜切成末，韓式泡菜切成小段備用。

2. 炒鍋內加入一小匙油後小火熱鍋，放入蒜末煸出香氣，接著放入杏鮑菇拌炒，炒軟後灑少許鹽拌勻，盛裝盤內。

3. 原鍋倒入香油，轉中火，倒入白蘿蔔絲和韓式泡菜炒熟，盛起覆蓋於杏鮑菇麵上即完成。

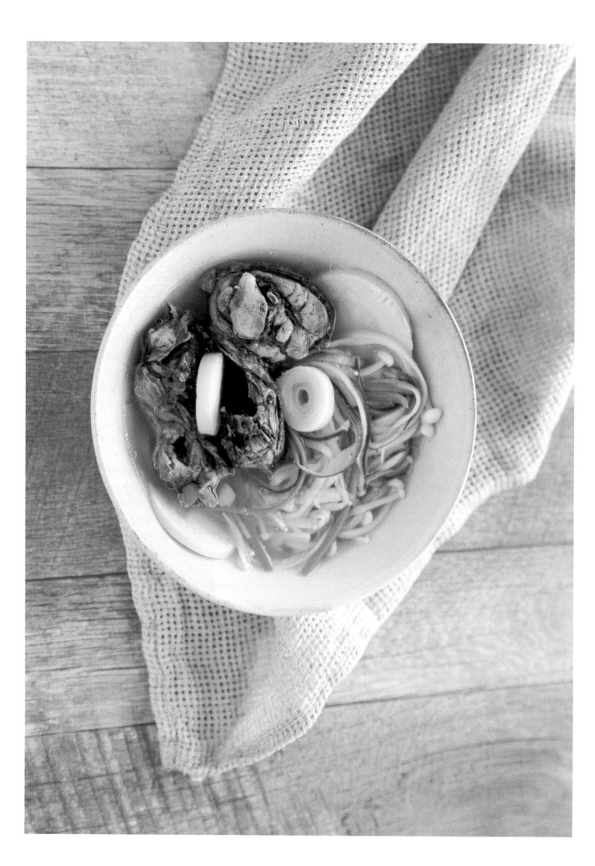

竹筍烏骨雞湯麵【2人份】

總醣分
14.7g

總熱量
751 大卡

1人份
7.4g 醣
376 大卡

材料

麻竹筍 200g
烏骨雞肉塊 300g
綠櫛瓜 1根（約100g）
胡蘿蔔 50g
金針菇 100g
水 1500ml
鹽 1小匙

做法

1.雞肉洗好放進冷水鍋，以小火煮滾，洗淨肉的表面血水及浮沫後，瀝水備用。

2.筍湯最怕就是喝起來苦。怕苦的話，可以先將切好的筍片浸在冷水20～30分鐘，然後瀝除水分，和做法1的雞肉一起放進鍋內，再倒入1500ml的冷水。

3.轉小火、蓋上鍋蓋，就這樣以小火全程烹煮1小時（冷水＋小火煮也能預防苦澀），煮滾後加鹽。用工具將櫛瓜、胡蘿蔔處理成條狀，和金針菇一起放入，繼續煮3～5分鐘即完成。

8.
一次到底最省時

有時候料理就是不想麻煩，快快煮好快快收拾，多麼輕鬆愉快，還能多做幾組運動幫助代謝呢！這時你會非常需要「一次到底」的減醣料理，以紙包原型食材烘烤跟疊煮都是推薦菜單，快來一起跟著做。

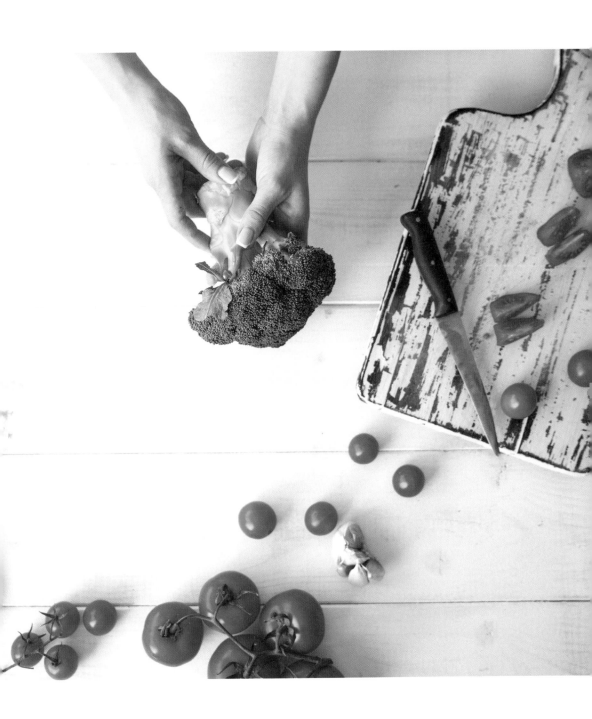

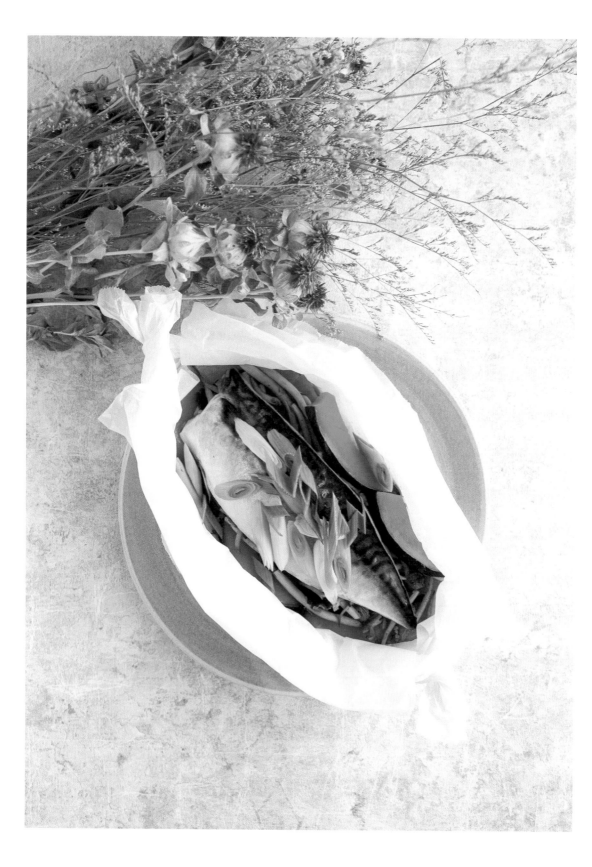

紙包菇菇鯖魚南瓜燒 【2人份】

 總醣分 29.5g

 總熱量 1000 大卡

 1人份 14.8g 醣 500 大卡

材料
薄鹽醃漬鯖魚　一片（約200g）
柳松菇　100g
南瓜　200g
蒜苗　1根
海鹽　少許

做法

1. 南瓜除籽後切成厚片，蒜苗分成蒜白和蒜綠斜切。鹽漬鯖魚取出以廚房紙巾吸乾表面的水分，柳松菇去除根部洗淨，一樣使用廚房紙巾吸乾備用。

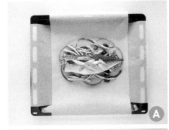

2. 取兩張烘焙紙（約30x20cm）交叉疊放烤盤上。先鋪一層南瓜片，灑少許海鹽，接著鋪上柳松菇、鯖魚片、蒜白（圖A）。然後先以內側烘焙紙包覆食材（兩端旋轉扭緊），再將外側烘焙紙以同樣方式扭緊包好（圖B）。

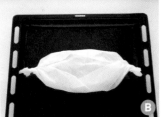

3. 烤箱以180℃預熱，將烤盤擺入烤箱烘烤20分鐘即完成。

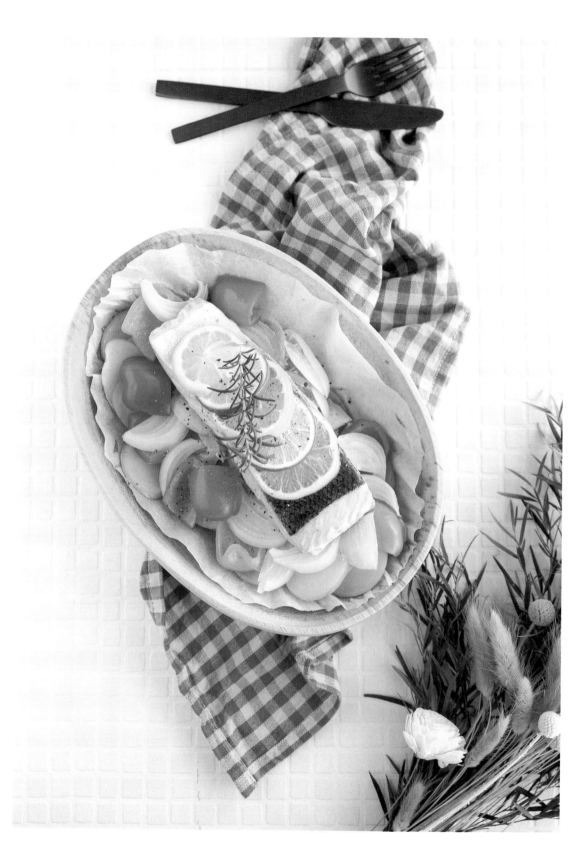

紙包迷迭香檸檬烤鮭魚 【2人份】

總醣分 33g
總熱量 692大卡
1人份 16.5g醣 346大卡

材料	無刺鮭魚排　1片（約300g）	迷迭香　2枝
	青檸檬　1顆	海鹽　適量
	洋蔥　1/4個（約50g）	黑胡椒　適量
	紅甜椒　1個（約50g）	橄欖油　1小匙
	小型馬鈴薯　2個（約200g）	

準備器具　烘焙紙、調理盆、調理盤、烤盤、夾子、廚房紙巾

做法

1. 用廚房紙巾吸乾鮭魚排表面水分。在調理盤倒入少許橄欖油，用夾子將鮭魚表面沾裹一層薄薄的橄欖油，並灑上一層海鹽，醃15分鐘。

2. 檸檬切厚片，馬鈴薯切成薄片，紅椒切小片，洋蔥切成絲狀，放入調理盆內，與少許橄欖油、海鹽和黑胡椒混拌均勻。

3. 撕一大張烘焙紙鋪在烤盤上，鋪上馬鈴薯、紅椒、洋蔥，再依序擺上鮭魚排檸檬片、迷迭香。將烘焙紙旋轉扭緊，放進烤箱以170℃烤30分鐘即完成。

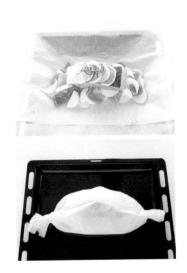

紙包迷迭香檸檬烤鮭魚在「米粒媽食堂」節目有影片教學，可以掃瞄此QR Code觀看。

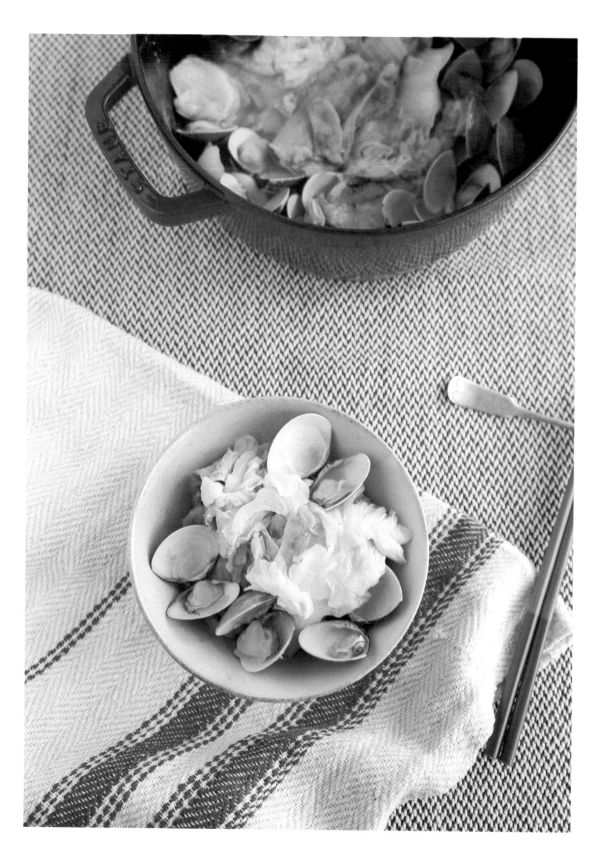

疊煮鮮美白菜豬肉鍋 【2人份】

總醣分
10.9g

總熱量
664 大卡

1人份
5.5g 醣
332 大卡

材料

大白菜　200g
豬五花肉片　150g
蛤蜊　300g
清酒　1大匙
鹽　少許

做法

1. 蛤蜊吐沙洗淨，大白菜洗淨切成大段備用。

2. 在湯鍋內先鋪一層蛤蜊，淋入清酒。接著鋪上一半
   分量的大白菜，再薄薄鋪上一層肉片，灑少許鹽，
   醃約5分鐘。

3. 最後鋪上剩餘的白菜，整鍋以大火煮滾再轉小火，
   蓋上蓋子燜煮12分鐘，熄火完成。

point

· 這道會燜燉出許多鮮甘湯汁，但它是「菜」不是湯，要變身鍋物可以增加食材及
　水分做調整。

9.
放心吃甜點

「減醣好像剝奪了我吃甜點的樂趣……」「啊啊，真想吃些甜食！」有沒有製作簡單又能徹底填滿欲望的「安全牌」呢？當然有的！

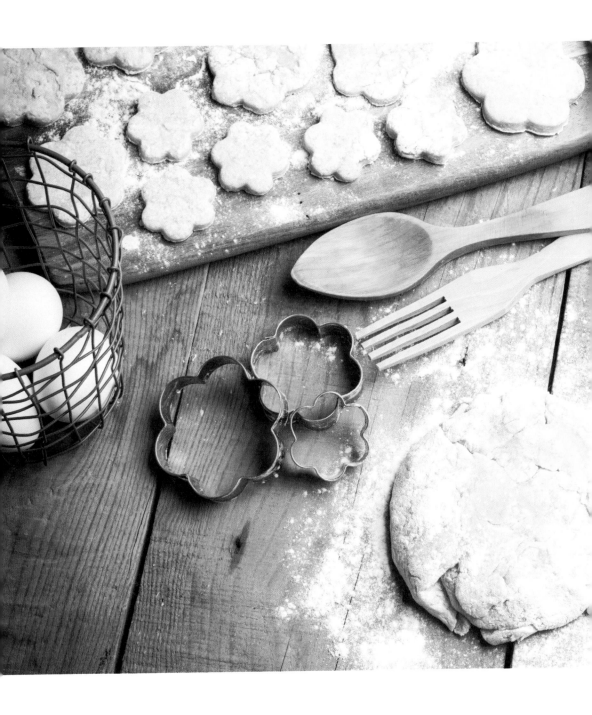

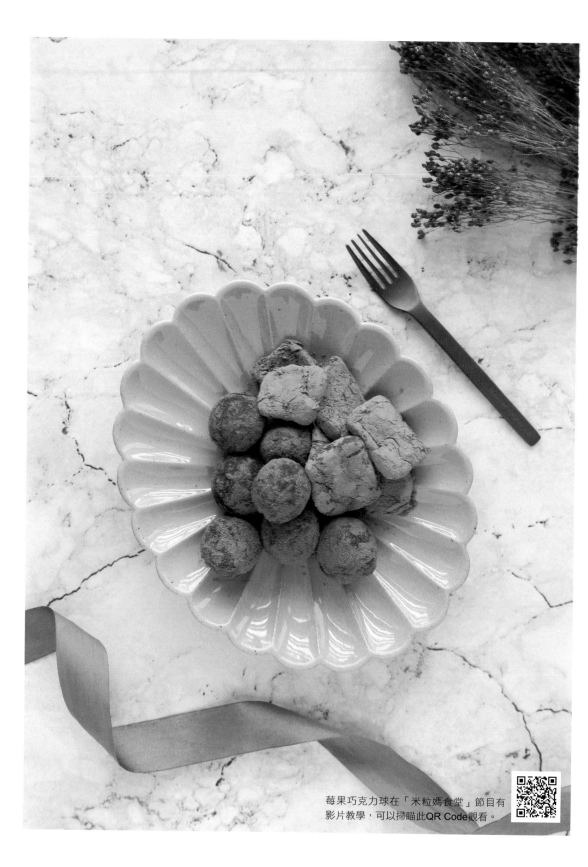

莓果巧克力球在「米粒媽食堂」節目有影片教學，可以掃瞄此QR Code觀看。

抹茶起司磚、莓果巧克力球【各2人份】

抹茶起司磚總共8塊　總醣分 13.6g　總熱量 209大卡　1人份4塊 6.8g醣 105大卡　莓果巧克力球總共8顆　總醣分 18.3g　總熱量 385大卡　1人份4顆 9.2g醣 193大卡

抹茶起司磚

材料

奶油起司（cream cheese／奶油芝士）　60g
羅漢果糖　10g
無糖抹茶粉　20g

做法

1.奶油起司量秤放進調理盆，在室溫下放置30分鐘自然軟化後，用刮杓拌軟，加進羅漢果糖充分拌勻。

2.將1的材料放進鋪好一層烘焙紙的小調理盤或長方型的保鮮容器內，鋪平後放至冰箱冷藏，冰至稍硬後，倒出切成8個方塊。

3.另取調理盆倒入抹茶粉，將起司磚裹上一層抹茶粉後即可食用，冷藏請於兩天內趁鮮吃完。

莓果巧克力球

材料

奶油起司（cream cheese／奶油芝士）　60g
蔓越莓果乾　10g
無調味核桃　20g

羅漢果糖　6g
海鹽　1小撮
無糖巧克力粉　20g

做法

1.奶油起司量秤放進調理盆，在室溫下放置30分鐘自然軟化後，用刮杓拌軟，加進海鹽和羅漢果糖充分拌勻。

2.將核桃用手剝碎，蔓越莓乾切碎，放進調理盆和奶油起司充分混合。

3.另取調理盆加入巧克力粉，以兩支小湯匙撈起一口分量的奶油起司、互相撈取塑出小球狀，裹上巧克力粉後再用手掌揉圓。

4.所有揉好的莓果巧克力球放進保鮮盒密封，進冰箱冷藏約30分鐘以上，冰硬後即可食用，冷藏請於兩天內趁鮮吃完。

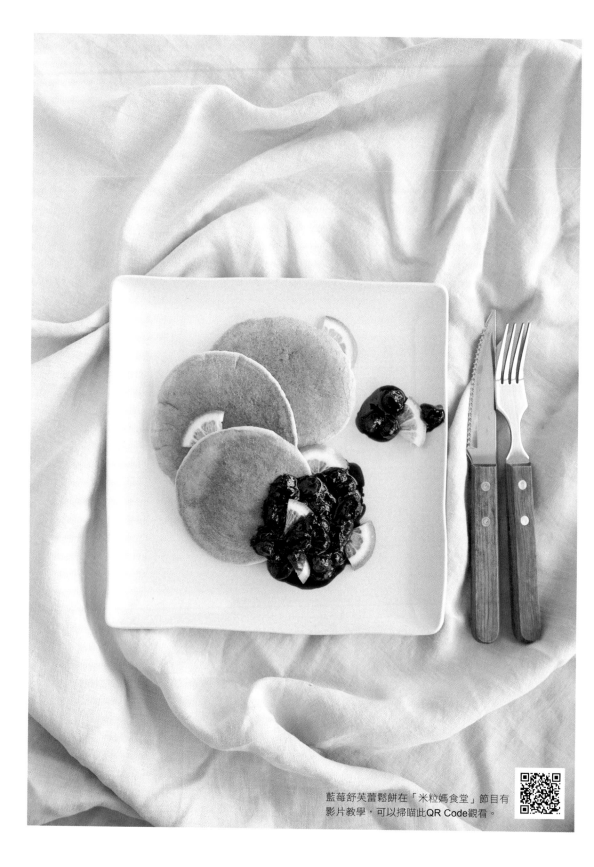

藍莓舒芙蕾鬆餅在「米粒媽食堂」節目有
影片教學，可以掃瞄此QR Code觀看。

藍莓舒芙蕾鬆餅 【2人份】

總醣分 36.5g 總熱量 368 大卡 1人份 18.3g 醣 184 大卡

材料

(A) 蛋黃　2個
　　無糖豆漿　30ml

(B) 低筋麵粉　30g
　　無鋁泡打粉　2g
　　鹽　1小撮

(C) 蛋白　2個
　　羅漢果糖　10g
　　油　適量

藍莓
果漿
材料

新鮮藍莓　100g
羅漢果糖　10g

做法

1.先將洗淨藍莓和羅漢果糖放入小鍋內，以中火煮滾後繼續煮3分鐘，邊煮邊攪拌，看到出水即關火，放涼備用。

2.（C）的蛋白倒入另一個大調理盆，加進羅漢果糖，以電動攪拌器打成柔滑的蛋白霜。

3.將（A）的蛋黃和無糖豆漿放在一個大調理盆中均勻。（B）的烘焙粉跟泡打粉過篩後，和鹽一起放進調理盆拌勻後（B）倒進（A）盆內，以打蛋器充分拌勻直到看不到乾粉。

3.把（C）的蛋白霜一口氣倒進（A）盆中，以矽膠刮刀用撈拌的方式將兩者混合均勻成鬆餅糊。

4.在平底鍋內抹薄油，中火熱鍋後轉小火，用湯杓舀鬆餅糊倒入鍋中，一面煎約2分鐘、翻面再煎1分鐘，煎的過程記得加上鍋蓋。煎好的鬆餅擺盤後淋上藍莓果漿，完成！

Point

·低筋麵粉可以用烘焙專用杏仁粉替代，醣分會更低。

年節、元宵時，家家戶戶桌上最常看到的就是湯圓，不僅慶賀團圓，大人小孩都很愛吃。傳統湯圓一般都是糯米製，每100g大約就有40g醣，如果再加上甜滋滋的糖水，那醣分更是驚人。在這種團圓時刻，跟大家聊天說笑一起享受美食的時候，能不能嚼著美味湯圓又不擔心發胖呢？有的，這道「甜湯圓」的做法不僅醣分極低，還添加了促進代謝的薑湯，連常攝取不足的纖維質也能一次飽飽的補足，是不是非常吸引人呢？

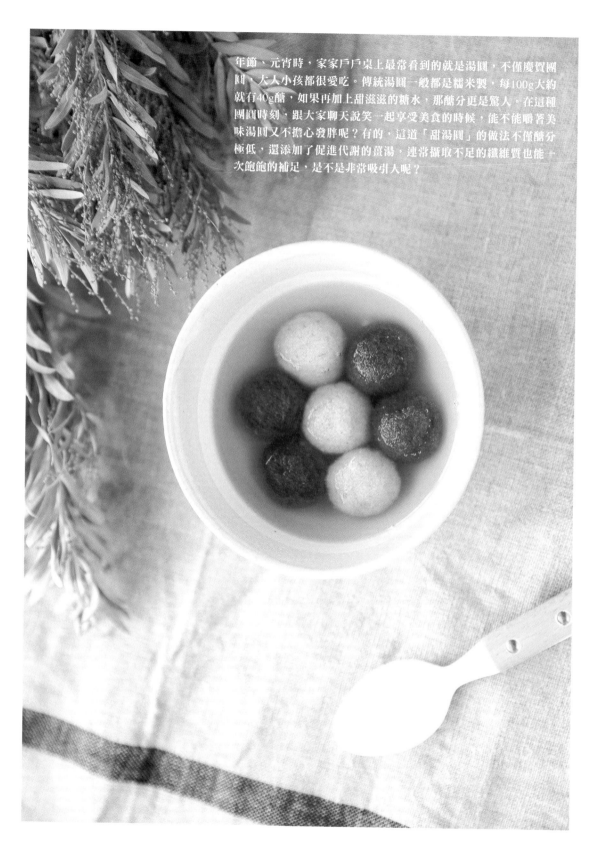

甜湯圓 【4人份】

總醣分 48g ・ 總熱量 105 大卡 ・ 1人份 12g 醣 26 大卡

材料

原味白湯圓材料
(A)（10顆共57卡、9.2g醣）
洋車前子穀粉　12g
椰子細粉　8g
羅漢果糖　4g
溫水　70ml

紫地瓜湯圓材料
(B)（10顆）
洋車前子穀粉　14g
紫地瓜粉（可用紅麴粉或
其他天然色素粉取代）6g
羅漢果糖　4g
溫水　70ml

(C)糖水材料
老薑（拍碎）　一塊
羅漢果糖　30g
水　350ml

準備器具

菜刀、缽碗、量匙、湯鍋

做法

1.將原味白湯圓和紫地瓜湯圓（Ａ）（Ｂ）材料除了溫水外，分別加進兩個缽碗內，先將粉類調勻，再將水分兩次倒入，充分搓勻後捏成長條糰狀，切成小塊後搓圓，總共捏成20顆小湯圓，放在盤上靜置5～10分鐘。

2.準備一個小湯鍋，倒入水和（Ｃ），煮滾後倒入湯圓，煮到湯圓浮起即可享用。

Point

・捏實湯圓的訣竅在於邊捏邊壓，壓實後再搓圓就能塑出圓滾滾的形狀。

・可多做一些密封冷凍保存，不過因為是無添加手工自製，建議3～5天內食用完畢。

・紫地瓜粉、洋車前子穀粉、椰子細粉及羅漢果糖，在有機商店、網路等查詢都能買到。

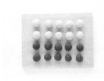
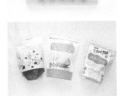

減醣配方的蛋糕、餅乾，少了麵粉吃起來會不會
口感差很多？沒這回事，只要聰明選擇低醣食材
替代，一樣可以做出嚮往已久的美味糕點。

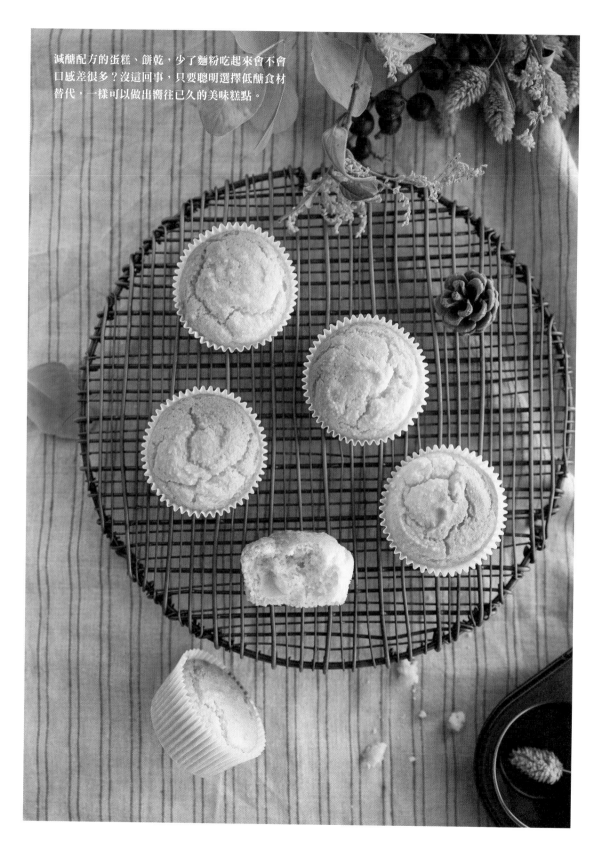

杯子蛋糕 【6個】

 總醣分
56g

 總熱量
1198 大卡

 1人份
9.3g 醣
200 大卡

材料

烘焙用杏仁粉　120g
無鋁泡打粉　5g
羅漢果糖　30g

雞蛋　1顆
無糖豆漿　60ml
橄欖油（或椰子油）40ml

做法

1. 將蛋置於常溫下回溫後，打入調理盆內，攪拌成蛋液，加入羅漢果糖攪勻。

2. 接著並將杏仁粉與無鋁泡打粉一起過篩倒入調理盆拌勻，再倒進油和豆漿混合。

3. 麵糊分成六等分，加進鋪好小蛋糕烘焙紙杯的烤模內，以170℃的烤箱烤25分鐘。

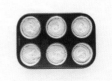

Point

· 烘焙用杏仁粉就是製作馬卡龍專用的杏仁粉。採用來自美國、西班牙等地產的杏仁果（Almond）磨製的粉，富含蛋白質和抗氧化的維生素E，適合取代低筋麵粉製作許多糕點。

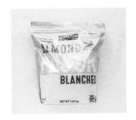

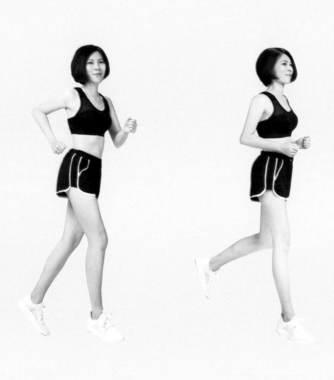

第五章

其他飲食補給
與運動調整

為維持平穩的代謝，雖然建議三餐定
時定量，但難免會有餐點搭配不熟
悉，出現醣分或某些營養不足的地
方。有時並不是餓而是嘴饞，這些大
家都有過經驗。這時可以靠一些額外
補充幫助減醣生活做調整，有哪些是
適合的零嘴、飲品呢？運動前後又該
怎麼吃才好？來，看這篇就對了。

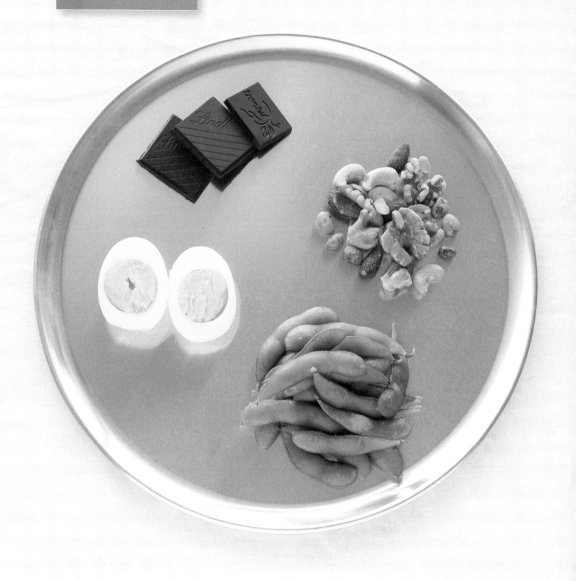

黑巧克力：

很多人聽到巧克力就搖頭，實際上每天吃一兩片可可脂含量高（至少 85% ～ 90%）、糖分少、添加少的黑巧克力作點心，其中含的可可多酚能幫助脂肪燃燒、紓緩情緒。以可可脂含 85% 的巧克力為例，一片（重量 10g）含有醣分 1.5g、熱量 65 大卡，可隨身攜帶，少量多次分食。

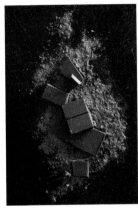

無調味堅果：

堅果富含單元不飽和脂肪酸，能提高血中好膽固醇 HDL-C 的濃度，降低體內壞膽固醇 LDL-C，其中含有的膳食纖維也有助調節生理機能、使排便更順暢。每天建議的堅果食用量在 25 ～ 40g 之間，由於堅果熱量高、醣分不高，對飲食時常達不到基礎代謝率的人來說，是很好的補給。關於常見的堅果種類及醣分熱量，可參考附錄。

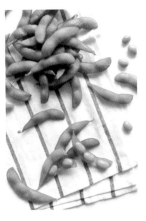

SNACK

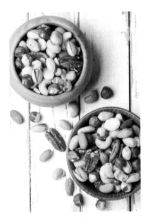

水煮毛豆：

毛豆的蛋白質和纖維質都很豐富，其中卵磷脂含量也高，適度補充有益加速脂肪、肝臟的代謝速率，可改善高脂血症並預防脂肪代謝異常。市售的即食水煮毛豆非常適合常備在居家冷凍庫，每100g 含有的醣分是 9g 左右，想吃的時候解凍或用開水浸泡一下就能吃，十分方便。

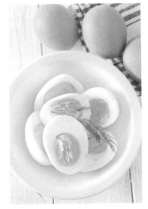

水煮蛋：

要維持肌肉，蛋白質在減醣飲食中占用一定的重要性，雞蛋是非常快速方便的蛋白質補充來源，吃起來飽足感十足，對於止饑有很大幫助。而且雞蛋中的卵磷脂有益血液中膽固醇代謝，一顆蛋也只有約 0.8g 醣，當有饑餓的感覺時，別再隨手拿餅乾吃了，來顆水煮蛋或是茶葉蛋，會是更好的選擇喔。

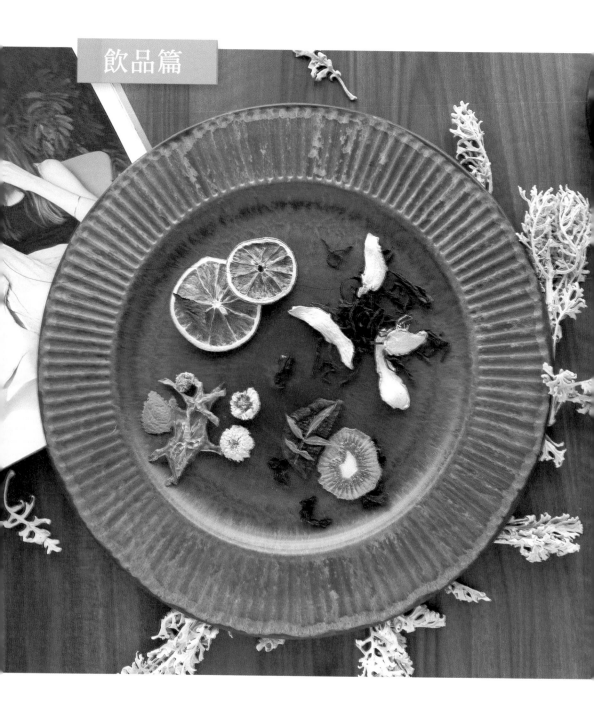

一直喝白開水很膩時，不妨採用其他口味的飲品來轉換。這裡指的飲品不包括在每日飲水量，而是無醣或極低醣的額外補給，因為醣分很低、不會影響到三餐的搭配計算，但是建議每天飲用量約250～500ml即可，不建議拿來取代建議飲水量唷。以下推薦能刺激代謝活絡的幾款，可在減醣期間多嘗試。

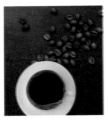

黑咖啡：

一杯 250ml 美式無糖黑咖啡，含有的醣分是 0.8g。咖啡含有的咖啡因和綠原酸能幫助瘦身的代謝率，主要是咖啡因中的脂肪分解酵素會提升體內脂肪轉換成能量的效率，可以幫助脂肪加速燃燒。但是正因為含有咖啡因，建議一天喝一至兩杯即可，不宜過量，以免太興奮導致疲累或減少體內鈣質吸收。搭配運動飲用是最好的，運動前的 30 分鐘內喝咖啡燃脂效果較佳，但腸胃容易不適的人建議勿空腹飲用。

無糖麥茶：

麥茶中富含 γ-胺基丁酸（GABA），能抑制血液中的中性脂肪和膽固醇，夏天時建議可以冷泡一夜後帶一瓶外出飲用，無論直接飲用或搭配餐點都非常適合。

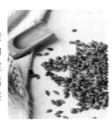

無糖黑豆茶：

黑豆茶含水溶性膳食纖維，可幫助排便、排毒。其中含有的花青素有幫助吸收體脂的作用，異黃酮化合物則是加速代謝速度。除了市售很容易買到的黑豆水跟沖泡茶外，自行清洗瀝乾後再以中小火焙乾，即可裝袋沖泡成黑豆茶。

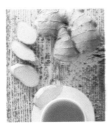

老薑紅茶：

老薑含有薑辣素（Gingerol）能促進血液循環，經過加熱會轉化為薑烯酚（Shogaol），效果是新鮮薑的好幾倍，可幫助身體代謝，燃燒體內醣類及脂肪，提升免疫功能。紅茶含有咖啡因、單寧酸、胺基酸，尤其其中的多酚茶黃素不僅幫助殺菌，還能減少壞膽固醇以及中性脂肪、抑制血糖上升。

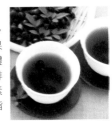

各種花草果乾茶：

這裡指的乾燥花草或果乾都是沒有經過特殊蜜漬或添加糖去製作的，而且要特別注意，無論是熱泡或冷泡，營養素溶進水裡的比例很少，卻能充分「改造」水的風味，讓水喝起來有香氣和淡淡的甘味，對於不喝含糖飲料會難以忍受的人有很好的輔助戒除作用。不過切記用果乾沖泡茶飲後，最好不要食用浸泡過的果乾，因為它們本身的醣分很高，烘乾後也不似新鮮時的養分高，建議僅沖泡即可。

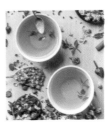

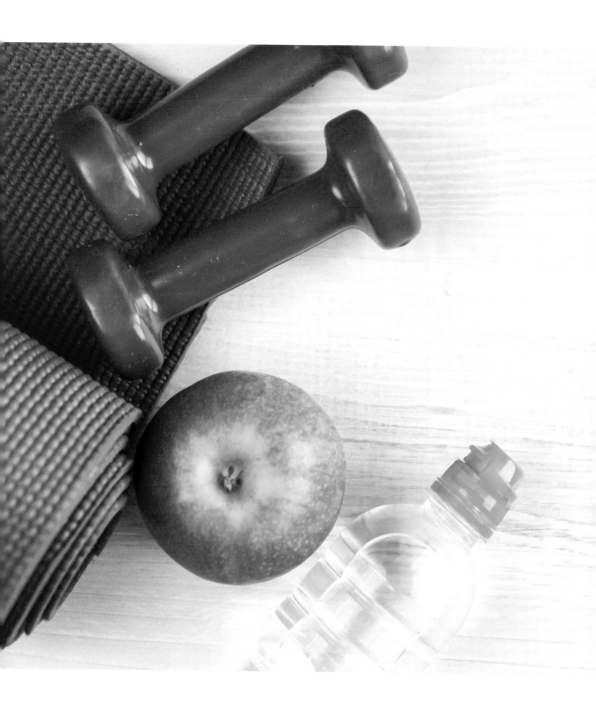

減醣搭配運動的調整方式

減醣時搭配運動的效果會更好,但要做什麼樣的運動?頻率和時間?前後應該怎麼吃?

想變成容易燃燒脂肪的體質,不妨參考以下建議調整:

基本運動頻率

每週運動三次,每次請先暖身10分鐘,接著至少連續運動20至30分鐘。

進階運動型式

1.**飯前**:以有氧運動（例如:慢跑、快走、游泳、跳繩、單車、飛輪、有氧操）為主,一次30分鐘,因為空腹時的血糖較低,這時從事有氧運動有益肝醣消耗,提升脂肪分解力。有氧運動完搭配10分鐘的無氧運動（例如:深蹲、短跑、跳高、仰臥起坐、伏地挺身、重量訓練）,運用短時間暴衝高運動強度,幫助提升基礎代謝率,增加肌肉量。

飯前（空腹）	有氧30分鐘	+	無氧運動10分鐘

2.**飯後**:吃完飯後等待30分鐘,待稍微歇息消化後,推薦執行快走,一次至少連續快走20分鐘,有助血糖下降。

飯後	快走20～30分鐘

運動前後的醣分&蛋白質補給

醣分調整

在運動之前請先記得，減醣的醣分控制是**每日100g以內**。

只減醣、少運動：建議每日三餐控制在60g醣以內（不可低於50g）

減醣搭配適量運動：一般運動量下，建議運動後的半小時內補充醣分，每次運動完建議補充20～40g醣，因為肌肉生成需要胰島素幫忙，想讓胰島素快一點分泌，就必須攝取醣分高一些的健康食物，同時幫助體能修復，減少疲勞。

快速醣類補給推薦：香蕉、蒸地瓜、燕麥奶、市售微糖豆漿、有機燕麥片加優酪乳、無糖原味優格加新鮮水果。

蛋白質補給

減醣飲食的蛋白質攝取範圍是：體重（公斤）x1.2～1.6＝蛋白質建議食用量。例如體重70公斤的人，減醣期間建議每天吃84～112g蛋白質。

蛋白質攝取多寡與活動量有關，請參考以下圖表做調整：

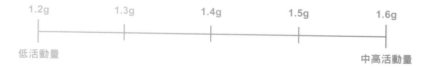

例如一個70公斤的人，每天很少活動，建議他的蛋白質是一天攝取70x1.2=84g；若60公斤、運動鍛鍊如上頁描述，執行中高運動量的當天會建議攝取90～96g左右的蛋白質。

蛋白質攝取不足容易流失肌肉，但蛋白質攝取過量也會轉化成脂肪屯積，除非運動量超過中高活動量，否則蛋白質請調控在上頁圖表的範圍。

快速蛋白質補給推薦：茶葉蛋、雞胸肉、水煮毛豆，建議運動後的半小時內補充，以幫助肌肉修復。

高強度運動訓練下，由於消耗的肝醣跟肌肉量大，這種情況可**請專業教練指導飲食調配**。

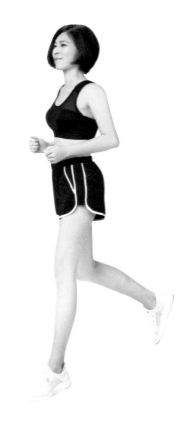

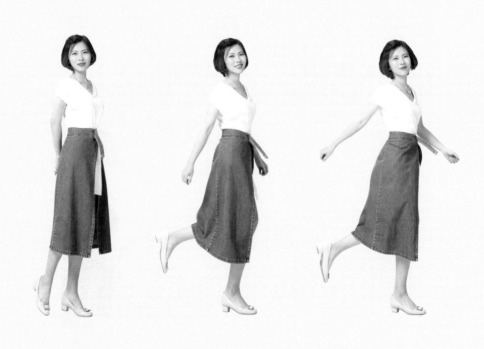

第六章

輔助代謝
常見超級食材

超級食物（superfood）是這幾年非常流行的食物名詞，意即「對健康超級有幫助的食物」。以下選出六種對代謝促進有許多益處的超級食材，能補充更多身體機能的需求，別忘了在日常飲食中增加食用它們的機會。

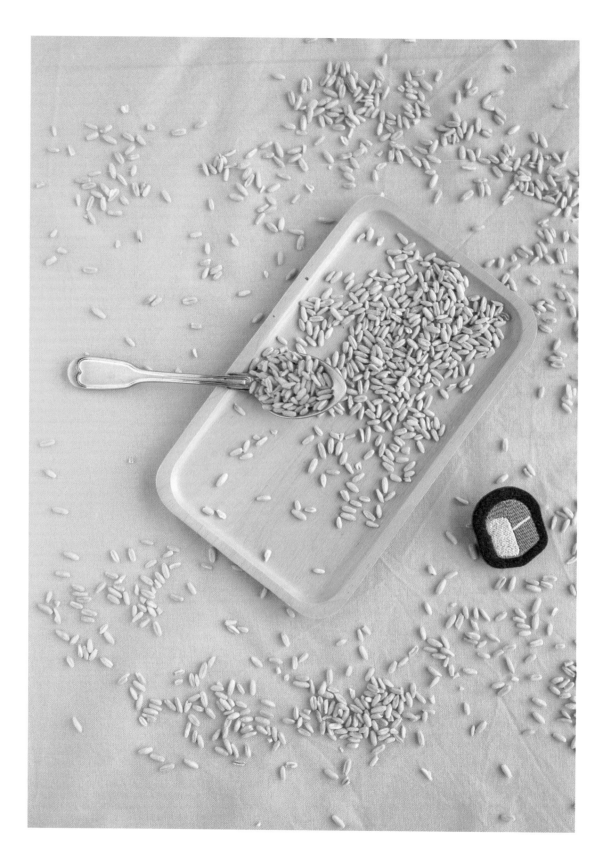

燕麥
降血糖的健康全穀食物

每100公克
醣分
59g

每100公克
含葡熱量
406 大卡

· 降膽固醇、補充豐富膳食纖維：燕麥中膳食纖維含量，是白米的12倍！重要的是，燕麥裡的 β-聚葡萄糖是一種以特殊鍵結存在的醣類，能幫助調節肝臟膽固醇代謝，「適量」食用能減少脂肪在體內合成。另外，燕麥的水溶性膳食纖維在消化道內吸收水分後，會凝結成膠狀去吸附腸道中的毒素和膽酸排出體外，有益排毒、促進代謝。

· 延緩飯後血糖升高：燕麥的膳食纖維能增加腸胃道黏度，減緩腸道對醣分的吸收速度，延長葡萄糖在體內消化運用的時間，並降低對胰島素的刺激，對穩定血糖相當有幫助。

**食用
建議**

燕麥烹煮方式：

1. 燕麥清洗過後，每100g加100ml水浸泡，夏天泡3小時、冬天泡6小時。

2. 若是用電鍋烹煮，內鍋中100g燕麥加1米杯的水，外鍋加2.5米杯的水，加熱至開關跳起，燜10分鐘後開蓋取出，這樣煮好的燕麥約有300g重。

3. 建議將蒸熟的燕麥以每60g裝成一份，一份是11.8g醣，密封冷凍可保存約三週。

4. 每次要吃前解凍加熱，可取代米飯或加進飲料中飲用。

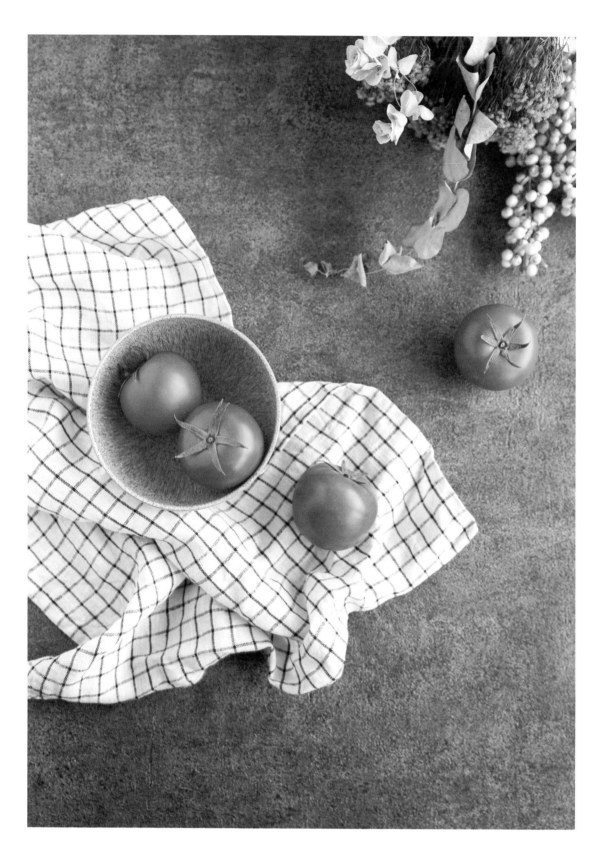

番茄
具有超強抗氧化物的蔬菜

每100公克醣分 3.1g

每100公克含有熱量 19大卡

減醣為什麼要吃番茄？

- 富含膳食纖維，增加飽足感。

- 含多樣保護性營養素：主要是葉酸、維生素C、 β -胡蘿蔔素和鉀，保護心血管、提升免疫力。

- 加熱後釋放超強抗氧化的茄紅素：減緩身體細胞老化速度，刺激體內脂聯素（adiponectin）分泌，幫助脂肪分解代謝。茄紅素（lycopene）是脂溶性營養素，加一些好油烹調能幫助身體更好吸收。

食用建議 番茄生吃能獲取較多維生素C，加熱食用吸收較多茄紅素，可視日常需求去調整生或熟食的比例。

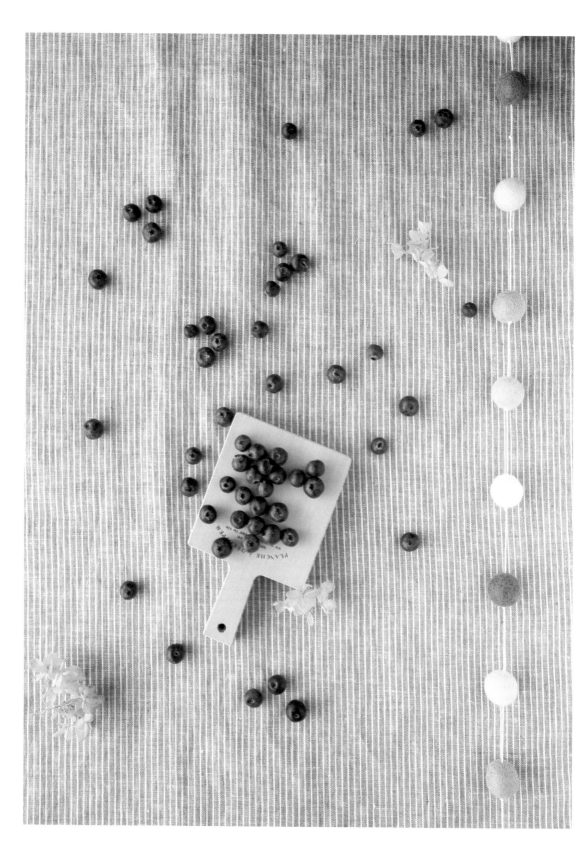

藍莓
消除小腹脂肪的低醣水果

每100公克
醣分
11.5g

每100公克
含有熱量
55大卡

減醣為什麼要吃藍莓？

· 抗氧化、抗衰老，對保護微血管及促進血液循環很有幫助：這
  是因為藍莓含有很強的抗氧化物——花青素（anthocyanin）的
  緣故，花青素同時還具有維持視力健康的功能。

· 改善便秘、減少腰腹脂肪：藍莓每100公克含有4.5g的膳食纖
  維，在減醣期間若有便秘情況，除了增加一些油脂外，也很推
  薦吃藍莓。同時藍莓能降低壞膽固醇（LDL），對減少腹部脂
  肪也有幫助。

食用
建議

日常若怕水果的醣分太高，不妨常吃藍莓。比起其他水果，它的醣分相對較
低，可食分量多出許多。建議充分清洗後連皮食用，營養攝取最完整。

也可以放入小鍋內，不加一滴水，以小火煮滾至軟熟變色，直接做成酸甜自然
的果漿，用於搭配排餐或低醣糕點都很可口，使減醣生活增添更多風味。

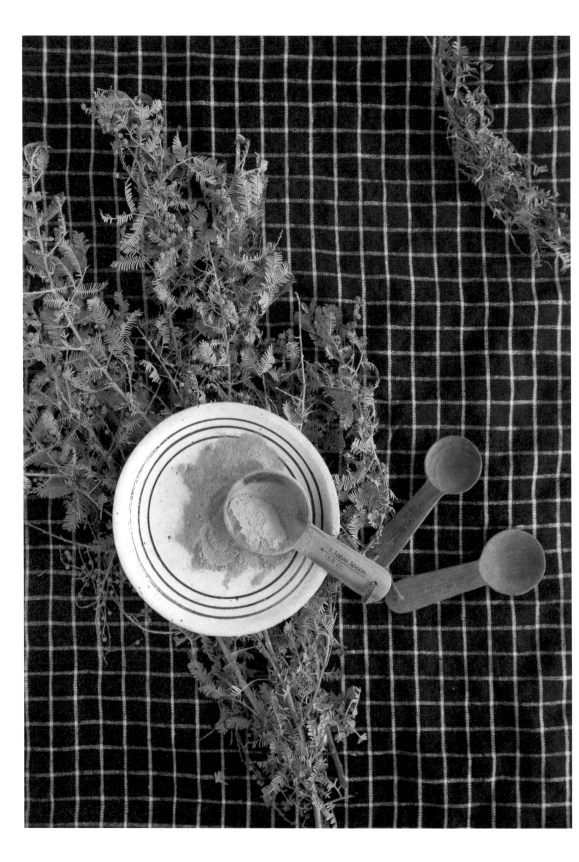

薑黃
抗發炎、促進血液循環的幫手

每1公克醣分
0.7g

每1公克含有熱量
4大卡

薑黃又稱寶鼎香,是一種薑科薑黃屬植物,
一般都是食用其乾燥後研磨的粉。

減醣為什麼要吃薑黃?

- 降膽固醇:薑黃含有的膳食纖維,能幫助吸附血液和腸道內的膽固醇。

- 促進血液循環,幫助代謝。

- 抗氧化、抗發炎:薑黃素能刺激身體分泌強化免疫系統的蛋白,同時能降低細胞發炎反應。

- 調節、穩定情緒:薑黃可提高大腦中的血清素和多巴胺,減少壞心情發生,讓減醣時的情緒更和緩。

| 食用建議 | 料理時的薑黃粉使用量不多,一道料理約會用到1/4至1/2茶匙。薑黃因為不易溶於水,所以較難被人體消化,建議烹飪時增加一些油脂料理,例如薑黃炒白花椰菜,食用後比較容易吸收其養分。 |

| 食用禁忌 | 懷孕、胃潰瘍、腎臟疾病、膽管堵塞的人不適合食用。 |

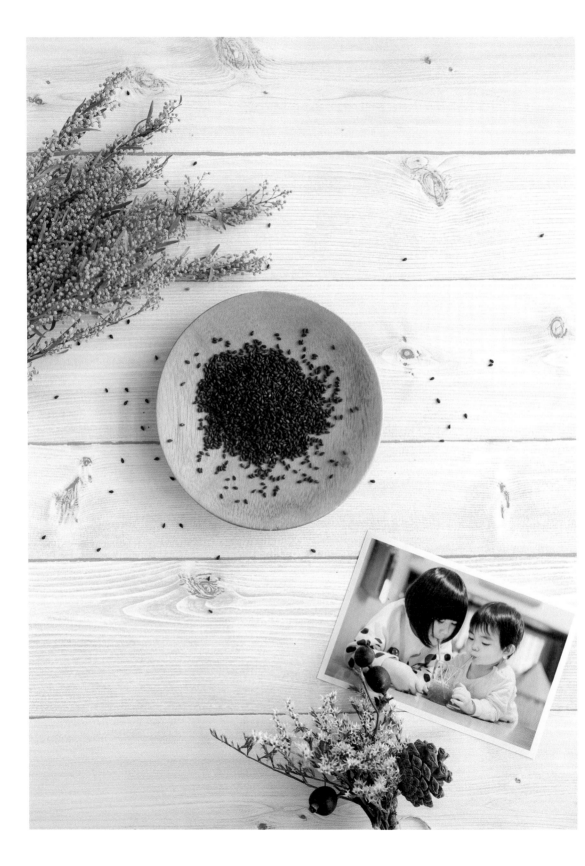

黑芝麻
鈣質豐富的油脂

生黑芝麻：每5公克含有醣分 0.1g／每5公克含有熱量 28大卡

熟黑芝麻：每5公克含有醣分 0.3g／每5公克含有熱量 30大卡

減醣為什麼要吃黑芝麻？

· 是有著原型食物外貌的油脂：芝麻含的油脂量占其本身的一半，富含多種脂肪酸，其中亞麻油酸比例最高，是人體不可缺少、促進身體代謝的優質油脂。能幫助身體減少體內膽固醇，同時兼具潤澤皮膚、減少便秘情況等好處。

· 黑芝麻鈣質含量極高，每100克中約有1000～1300毫克。另外也含有豐富的硒，對於提振身體機能與免疫系統有很好的幫助，也可避免減醣時礦物質不足。

· 鐵質豐富，能幫助消除新陳代謝過程產生的過氧化物質。

· 抗氧化的維生素E含量多，能減少自由基對人體細胞的傷害。

食用建議 黑芝麻油脂含量高，每天約食用1小匙即可，建議灑在料理中搭配食用。

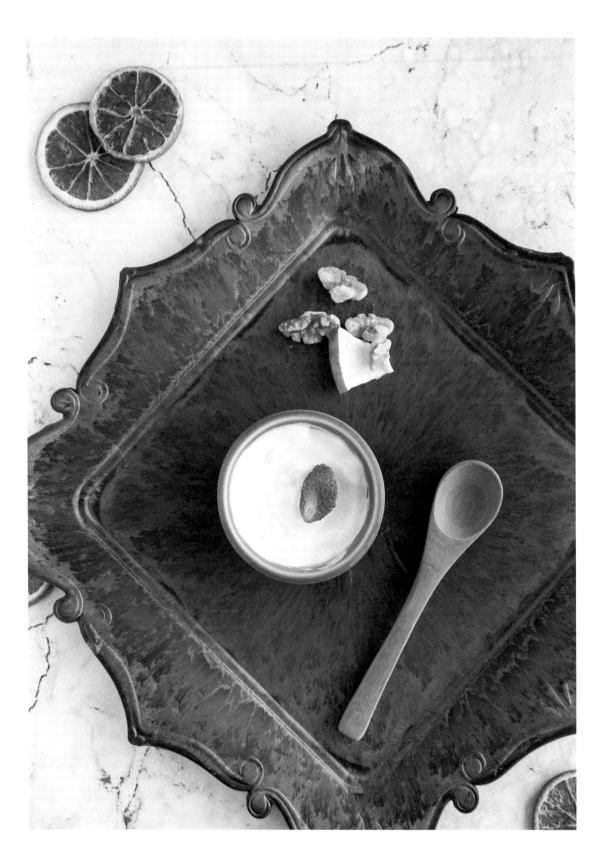

無糖優格
優質的奶類補充來源

 每100公克
含有醣分
4.6g

 每100公克
含有熱量
63 大卡

減醣為什麼要吃優格？

· 有飽足感的奶類補充：減醣時主要以蔬菜、蛋白質、原型澱粉
和適量好油等為主，奶品的補給容易被忽略。無糖的優格會比
鮮奶更有飽足感，很推薦做為奶類的補充來源。

· 富含益生菌，能幫助調整腸胃功能、強化免疫力。

· 刺激腸胃蠕動，減少便秘情形發生。

食用
建議 ┃ 晚餐後食用，對清整腸胃道的效果較顯著，是促進新陳代謝的一個小秘訣。

point

· 使用市售優格粉，就能輕鬆做出美味安心的
無糖優格！減醣時推薦多吃優質無添加的食
物，若想避免買到含香料等人工添加的優
格，不妨試著自己做。

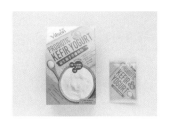

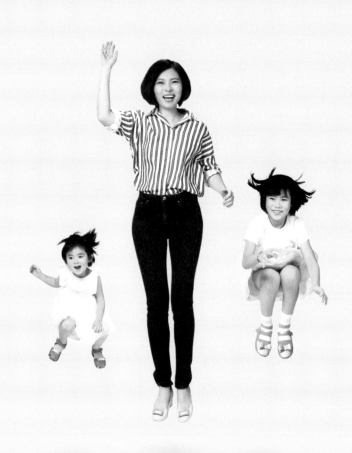

第七章

從減醣這一刻起，
你將真實體悟：
懂得選擇的生活有多幸福！

挖掘你人生無限可能

曾經我認為，世上有無數不可能。

有家庭、有孩子要照顧，背負的責任重，我哪有力氣追逐夢想？
不可能。年輕時花那麼多力氣照樣復胖，現在這年紀還想要瘦？
不可能。

那些年我總是輕易否定自己，但「不可能」三個字卻揮之不去。
減醣前胖又醜忽視健康，不敢正視自己。當時不太知道如何調配
生活，沒自信，時常都是有氣無力。

每天連自己吃進什麼都不太熟悉，最基本的生存學分，我拿的分
數很低。

直到減醣，我才知道茫然無知導致我的身材走樣、生活疲乏倦
怠，不為自己著想其實就是不夠愛自己。一個人不愛自己，怎麼
燃起對未來的期待？

減醣之後不只變瘦更健康，我甚至在兩年內寫兩本書、錄製節
目、管理將近30萬團員的「減醣好好」臉書社團，無限精力讓我
更有毅力。過去如影隨形的「不可能」全都化成「可能」，你說
神奇不神奇？

減醣讓我更懂得選擇

只是不經意的情況下接觸減醣，抱著搏個機會的好奇心試看看，竟然透過這個機會重整我的人生。對，我不是一開始就懂自己要什麼，而是在瘦身的過程意外覺醒，徹底明白什麼是生活的基本。

你以為減醣只是懂得怎麼選食物？

當然，懂得選擇好的食物、均衡飲食是一開始減醣計畫的目的，然而這習慣延伸到日常，竟讓人學會明辨好壞做出最好的抉擇！

因為懂得選擇，不再輕易被虛幻包裝迷惑，面對事情不會亂了方向，人不再迷惘，所有事物都像食物一樣回歸原始沒有負擔。

我變得有自信，人越來越快樂，行事的先後順序也跟飲食越來越像，我很清楚先吃高纖維高蛋白質的食物再吃澱粉，才不易引起血糖震盪。做事也一樣，明確訂出目標，冷靜評估輕重緩急，過程更加順利，成功機率大大提高。

雙手放開，真能擁有一切

曾以為捨去那些看似新奇美好的一切（精緻糖類、加工食物）很可惜，當我自然瘦下、變得更健康快樂，因為這些「斷捨離」使家人更加幸福，這才發現雙手放開反而擁有一切，獲得遠遠超越當初的捨棄。

不知不覺，我明確知道自己的生活需求，藉由這個機會重新認識自己，無形堅定了各方面的意志，擁有當機立斷的智慧。我變得思緒更清晰、性格更沉穩，做起事來俐落有精神，人一開朗事事就順遂，壓力困擾跟多餘的脂肪一樣揚長而去。

能持續才是王道

我們都在人生道路迷惑過，聽到誰做了某件「特別」的事一下子成功，被驚人效果收買，耐不住就盲目跟從。

好比減肥，因為一個「特別」的方法或許真能瘦很多，但是這種方式無法說服內心，時常一不小心就復胖，這種瘦並不真實。反反覆覆、無法持久，減肥無法內化成良好生活習慣，每進行一步都感到痛苦。

照顧好自己比什麼都重要，因為沒有人會替你的人生負責，你得花些時間去了解減醣才是真正愛自己。認識每天吃的食物、堅持一段期間執行，等真的有所改變你再相信，能夠愉快地執行你再繼續。

與其說減醣是為了管理身材與健康，不如說它讓人找到正確的生活模式、擁有更堅強的心理素質。

這兩年來，減醣帶給我的動力是踏實的。它改變我的外觀，同時也扭轉看待人生的態度。

原來，

幸福要靠自己掌握，能夠持續才是王道。

當一切歸於簡單，你的生活才會不簡單。

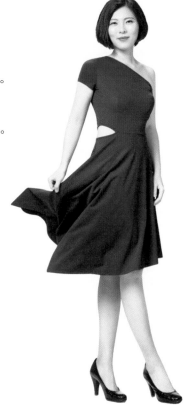

附錄：
常見食材、調味料的醣分／
熱量／營養速查表

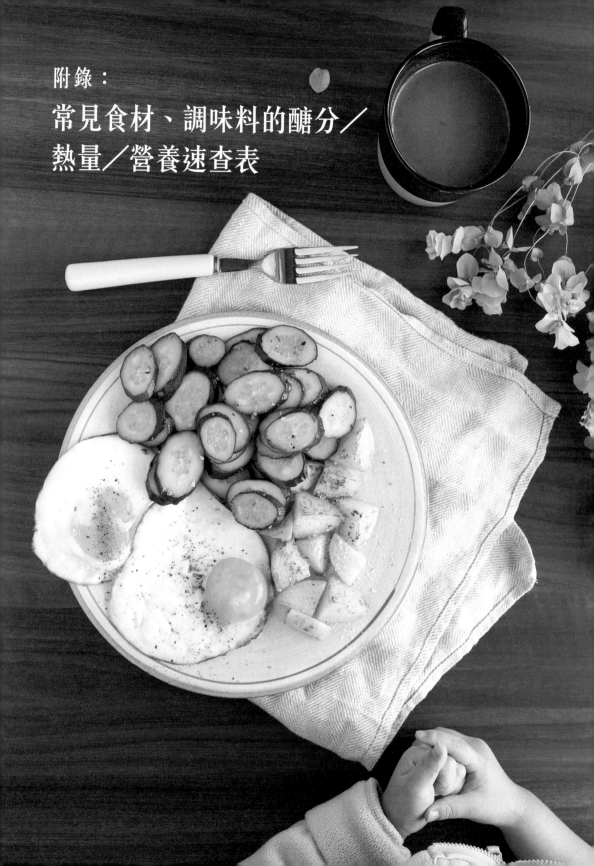

* 本營養速查表將各食物以種類做區分，醣分從低至高排序。
* 淨醣分是碳水化合物減去膳食纖維後獲得的數據，但速查表裡各食物的膳食纖維含量還是個別列出以資參考。

水果營養成分

名稱	重量	淨醣分 (g)	膳食纖維	蛋白質 (g)	熱量 (kcal)	脂肪 (g)
小番茄	100g	5.6	1.7	0.9	33	0.2
芭樂	100g	6	3.6	0.7	38	0.1
檸檬	100g	6.1	1.2	0.7	33	0.5
楊桃	100g	6.9	1.3	0.5	32	0.1
葡萄柚	100g	7.1	1.2	0.8	33	0.1
文旦	100g	7.1	1.3	0.7	33	0.1
草莓	100g	7.5	1.8	1	39	0.2
西瓜	100g	7.7	0.3	0.8	33	0.1
蓮霧	100g	8.2	0.8	0.4	35	0.2
水梨	100g	8.4	1	0.5	36	0.1
椪柑	100g	8.5	1.5	0.8	40	0.2
木瓜	100g	8.5	1.4	0.6	38	0.1
柳橙	100g	8.9	2.1	0.8	43	0.1
火龍果	100g	10.7	1.7	0.9	51	0.4
奇異果	100g	11.3	2.7	1.1	56	0.3
鳳梨	100g	12.5	1.1	0.7	53	0.1
蘋果	100g	12.6	1.3	0.2	51	0.1
芒果	100g	13.3	1.1	0.6	56	0.2
黃金奇異果	100g	13.6	1.4	0.8	59	0.3
葡萄	100g	14.9	0.4	0.5	58	0.2
荔枝	100g	15.7	0.8	1	65	0.2
北蕉	100g	20.5	1.6	1.5	85	0.1
釋迦	100g	23.9	2.7	2.2	104	0.1

白色蔬菜營養成分

名稱	重量	淨醣分 (g)	膳食纖維	蛋白質 (g)	熱量 (kcal)	脂肪 (g)
白木耳	100g	0	5.1	0.5	22	0.2
黃豆芽	100g	0	2.7	5.4	34	1.2
苦瓜（白皮）	100g	1.3	2.8	0.9	19	0.1
冬瓜	100g	1.6	1.1	0.4	13	0.1
茭白筍	100g	1.9	2.1	1.3	20	0.2
大白菜	100g	2	0.9	1.2	17	0.3
白花椰菜	100g	2.5	2	1.8	23	0.1
洋菇（蘑菇）	100g	2.5	1.3	3	25	0.2
球莖甘藍（大頭菜）	100g	2.7	0.9	1.6	20	0.2
白蘿蔔	100g	2.8	1.1	0.5	18	0.1
竹筍	100g	3	1.7	1.7	25	0.2
美白菇	100g	3.3	1.5	2.4	27	0.3
白精靈菇	100g	4.4	2.5	2.1	36	0.4
金針菇	100g	4.9	2.3	2.6	37	0.3
杏鮑菇	100g	5.2	3.1	2.7	41	0.2
白玉米	100g	7.7	3.7	3.4	66	0.6
洋蔥	100g	8.7	1.3	1	42	0.1
蓮藕	100g	10.2	3.3	2	65	0.2
馬鈴薯	100g	14.5	1.3	2.6	77	0.2
大蒜	100g	22.2	4.2	6.7	122	0.2

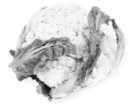

紅黃橘紫色蔬菜營養成分

名稱	重量	淨醣分 (g)	膳食纖維	蛋白質 (g)	熱量 (kcal)	脂肪 (g)
紅鳳菜	100g	0.9	2.6	2.1	22	0.4
韭黃	100g	1.2	1.7	1.5	16	0.1
黃櫛瓜	100g	1.8	0.9	1.5	15	0.1
茄子	100g	2.7	2.2	1.1	23	0.1
番茄	100g	3.1	1	0.8	19	0.1
嫩薑	100g	3.4	1.4	0	21	0.3
紫甘藍	100g	3.8	2.1	1.5	28	0.2
甜椒 (黃)	100g	4.1	1.9	0.8	28	0.3
紅辣椒	100g	5	11.4	3.6	80	0.9
甜椒 (紅)	100g	5.5	1.6	0.8	33	0.5
甜菜根	100g	5.5	2.3	1.3	34	0.1
胡蘿蔔	100g	5.8	2.7	1	37	0.2
紫洋蔥	100g	5.8	1.5	0.9	32	0.1
黃洋蔥	100g	8.1	1.4	1	42	0.2
老薑	100g	8.5	3.2	1.1	53	0.5
黃玉米	100g	13.1	4.7	3.3	107	2.5
南瓜	100g	14.8	2.5	1.9	74	0.2
山藥	100g	16.9	1.3	2.9	87	0.1
地瓜 (紅)	100g	23	2.4	1.8	114	0.2
芋頭	100g	24.1	2.3	2.5	128	1.1
地瓜 (黃)	100g	25.3	2.5	1.3	121	0.2

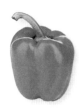

綠色蔬菜營養成分

名稱	重量	淨醣分 (g)	膳食纖維	蛋白質 (g)	熱量 (kcal)	脂肪 (g)
菜心	100g	0	1	1	35	5.1
油菜	100g	0	1.6	1.4	12	0.2
菠菜	100g	0.5	1.9	2.2	18	0.3
茼蒿	100g	0.6	1.6	1.7	16	0.3
苦瓜（青皮）	100g	0.6	3.6	0.9	20	0.1
青江菜	100g	0.7	1.4	1.3	13	0.1
蘿美	100g	0.9	1.4	1	13	0.2
綠櫛瓜	100g	0.9	0.9	2.2	13	0
九層塔	100g	1	3.4	2.9	28	0.4
地瓜葉	100g	1.1	3.3	3.2	28	0.3
小黃瓜	100g	1.1	1.3	0.9	13	0.2
青花菜	100g	1.3	3.1	3.7	28	0.2
芥藍菜	100g	1.3	1.9	1.7	20	0.3
韭菜	100g	1.3	2.4	1.9	23	0.4
空心菜	100g	1.4	2.1	2.2	22	0.3
小松菜	100g	1.4	2.2	1.7	20	0.2
青蔥	100g	1.7	2.5	1.5	22	0.3
豌豆苗	100g	2.1	2.3	3.7	31	0.5
青椒	100g	2.4	3.6	0.9	30	0.6
絲瓜	100g	2.9	1	1.1	19	0.1
綠蘆筍	100g	3.1	1.4	1.3	22	0.2
四季豆	100g	3.3	2	1.7	30	0.2

名稱	重量	淨醣分 (g)	膳食纖維	蛋白質 (g)	熱量 (kcal)	脂肪 (g)
秋葵	100g	3.8	3.7	2.1	36	0.1
豌豆莢	100g	3.9	3.2	2.9	41	0.2
甜豌豆莢	100g	4.7	2.7	3	42	0.2

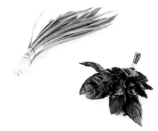

黑咖色蔬菜營養成分

名稱	重量	淨醣分 (g)	膳食纖維	蛋白質 (g)	熱量 (kcal)	脂肪 (g)
黑木耳	100g	1.4	7.4	0.9	38	0.1
海帶	100g	1.5	2.8	0.8	20	0.1
鴻喜菇	100g	3.1	2.2	2.9	30	0.1
秀珍菇	100g	3.3	1.3	3.3	28	0.1
猴頭菇	100g	3.6	2.3	2.1	31	0.3
香菇	100g	3.8	3.8	3	39	0.1
草菇	100g	3.8	2.1	3.8	36	0.3
舞菇	100g	5.5	0.3	1.4	28	0.1
牛蒡	100g	14	5.1	2.5	84	0.4

肉類營養成分

名稱	重量	淨醣分 (g)	膳食纖維	蛋白質 (g)	熱量 (kcal)	脂肪 (g)
雞胸肉	100g	0	0	22.4	104	0.9
雞腿	100g	0	0	18.5	157	8.7
雞翅	100g	0	0	18.1	229	16.8
棒棒腿	100g	0	0	18.9	150	7.7
土雞	100g	0	0	19	188	11.9
肉雞	100g	0	0	16.1	248	19.9
土番鴨	100g	0	0	20.9	111	2.4
鴨血	100g	0	0	6	29	0.3
鵝腿肉	100g	0	0	21.7	130	4.2
牛小排	100g	0	0	15.1	325	28.9
牛五花肉火鍋片	100g	0	0	15.7	430	40.3
牛腱	100g	0	0	19.8	139	6
牛肚	100g	0	0	13.9	73	1.5
豬上肩肉	100g	0	0	18.9	207	14
豬大里肌	100g	0	0	19.2	212	14.4
豬小里肌	100g	0	0	21.1	139	5.4
豬大排	100g	0	0	19.1	214	14.7
豬小排	100g	0	0	18	287	23.3
豬腳	100g	0	0	20.7	252	18.2
豬帶皮五花肉	100g	0	0	14.5	368	33.9
豬肚	100g	0	0	12.4	152	11
法式羊排	100g	0	0	18.8	260	20

名稱	重量	淨醣分 (g)	膳食纖維	蛋白質 (g)	熱量 (kcal)	脂肪 (g)
雞心	100g	0.1	0	13.3	190	14.8
腓力牛排	100g	0.1	0	20.6	184	10.7
板腱	100g	0.2	0	19.8	166	9
鵝肝	100g	0.6	0	20.5	123	3.9
豬小腸	100g	0.6	0	12.5	156	11.4
烏骨雞	100g	0.8	0	17.9	213	15.1
牛梅花肉火鍋片	100g	0.9	0	20.3	120	3.7
牛肋條	100g	1.1	0	18.6	225	16.1
沙朗牛排	100g	1.5	0	20.4	162	8.3
豬大腸	100g	1.9	0	6.6	198	18.9
鵝肉	100g	2.4	0	15.6	187	13.4
羊五花火鍋肉片	100g	2.5	0	16.9	252	20
豬肝	100g	2.9	0	20.8	126	4.1
鴨腿	100g	3.4	0	14.4	282	24.5
羊肉塊	100g	3.4	0	20.3	164	8.6
牛後腿肉	100g	3.7	0	19.4	122	4.3
櫻桃鴨胸肉片	100g	4.7	0	16.7	227	17.2

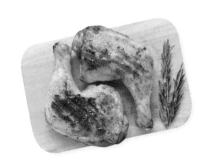

海鮮營養成分

名稱	重量	淨醣分 (g)	膳食纖維	蛋白質 (g)	熱量(kcal)	脂肪 (g)
白帶魚	100g	0	0	19.6	102	2
烏鯧	100g	0	0	20.4	92	0.5
白對蝦	100g	0	0	21.9	103	1
秋刀魚	100g	0	0	18.8	314	25.9
鮭魚	100g	0	0	24.3	158	6
石斑魚	100g	0	0	20.2	90	0.5
大黃魚	100g	0.2	0	16.8	142	7.8
章魚	100g	0.9	0	13	61	0.6
大龍蝦	100g	1	0	21.5	93	0.1
牡蠣	100g	1.8	0	9	49	1.2
海蜇皮	100g	2.2	0	4.4	19	0
扇貝	100g	2.3	0	13.7	70	1.2
文蛤	100g	2.7	0	7.6	37	0.5
烏賊	100g	3.7	0	12.2	57	0.6
海瓜子	100g	4.1	0	7.5	37	0.5
鮑魚	100g	9.5	0	15.8	69	0.1
魷魚	100g	19.2	0	15.7	143	0.4
淡菜	100g	23.9	0	43.7	263	8.5

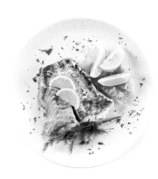

堅果與種子類營養成分

名稱	重量	淨醣分 (g)	膳食纖維	蛋白質 (g)	熱量 (kcal)	脂肪 (g)
山粉圓	100g	0.1	57.9	16.3	400	12.8
杏仁片（熟）	100g	0.4	14.4	23.4	618	56.9
黑芝麻（生）	100g	2.1	15.5	22.2	551	48.1
帶殼花生(生)	100g	4.1	8.1	15.3	331	27.2
白芝麻（生）	100g	4.5	10.5	22.3	598	54.9
生核桃	100g	5	6.2	15.4	667	67.9
亞麻仁籽	100g	5	23.1	20.8	524	40.3
白芝麻（熟）	100g	5	10.7	20.3	626	58.7
松子仁	100g	5.2	4.2	16.6	678	69.5
開心果	100g	6.5	13.6	22.4	601	52.7
黑芝麻（熟）	100g	6.6	14	17.3	599	54.4
黑芝麻粉	100g	8.5	12.3	15.7	601	55.2
原味榛果	100g	9.2	8	13	672	66.5
杏仁片（生）	100g	10.5	6.5	27.3	564	47.8
原味夏威夷豆	100g	11.9	6.3	7.5	700	71.6
咖啡豆(曼特寧)	100g	16.7	48.4	13.9	437	14.9
腰果(生)	100g	26.7	3.6	18.3	568	45.5
原味腰果	100g	30.2	5	16.4	566	43.7
糖炒栗子	100g	40.6	5.7	4.2	210	0.8
杏仁粉	100g	42.3	4.8	9.7	530	36.4
栗子（生）	100g	47.5	10.4	4.6	264	1.4
無花果	100g	64.5	13.3	3.6	365	4.3

蛋、乳製品、豆製品營養成分

名稱	重量	淨醣分 (g)	膳食纖維	蛋白質 (g)	熱量(kcal)	脂肪 (g)
切片乾酪	100g	0	8.7	18.3	309	23.7
雞蛋白	100g	0	0	10.7	48	0.1
鴨蛋	100g	0.2	0	13.1	187	14.4
小三角油豆腐	100g	0.8	0.7	12.7	138	9.1
鵪鶉蛋	100g	1.2	0	12.7	172	13
嫩豆腐	100g	1.2	0.8	4.9	51	2.6
雞蛋	100g	1.6	0	12.6	137	9.1
雞蛋黃	100g	1.6	0	16	330	28.9
土雞蛋	100g	1.7	0	12.9	129	8.1
百頁豆腐	100g	1.9	0.5	13.4	216	17
茶葉蛋	100g	2.2	0	13.7	141	9.1
雞蛋豆腐	100g	2.3	0.4	6.9	79	4.5
豆干絲	100g	2.3	2.5	18.3	170	8.6
凍豆腐	100g	2.3	2.2	12.9	128	6.5
烏骨雞蛋	100g	2.4	0	12.7	160	11.6
鴿蛋	100g	2.5	0	10.2	96	5.7
鵝蛋	100g	3.2	0	10	179	15
高脂保久乳	100g	3.4	0	3.1	71	5.1
雞皮蛋	100g	3.6	0	12.8	132	8.5
豆腐皮	100g	3.9	0.6	25.3	199	8.8
保久羊乳	100g	4.5	0	3	59	3.3

名稱	重量	淨醣分(g)	膳食纖維	蛋白質(g)	熱量(kcal)	脂肪(g)
全脂鮮乳	100g	4.8	0	3	63	3.6
中脂保久乳	100g	4.8	0	3.2	48	1.8
低脂鮮乳	100g	5	0	3.1	43	1.3
全脂保久乳	100g	5.1	0	3	62	3.4
傳統豆腐	100g	5.4	0.6	8.5	88	3.4
豆漿	100g	7.1	1.6	2.8	56	1.1
豆花	100g	10.3	0.8	2	59	0.7
全脂奶粉	100g	37	0	26.4	504	28.2
脫脂奶粉	100g	51.2	0	36.2	361	0.9

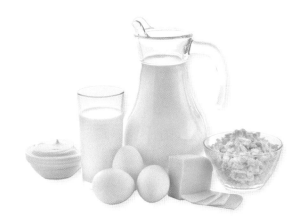

油脂營養成分

名稱	重量	淨醣分 (g)	膳食纖維	蛋白質 (g)	熱量(kcal)	脂肪 (g)
豬油	100g	0	0	0	890	99.7
雞油	100g	0	0	0	891	99.8
大豆油	100g	0	0	0	884	100
米油	100g	0	0	0	883	99.9
白芝麻油	100g	0	0	0.1	884	100
花生油	100g	0	0	0	883	99.9
油菜籽油	100g	0	0	0	883	99.9
芥花油	100g	0	0	0	883	99.9
南瓜籽油	100g	0	0	0	883	99.9
紅花籽油	100g	0	0	0	884	100
核桃油	100g	0	0	0	883	99.9
茶油	100g	0	0	0	883	99.9
椰子油	100g	0	0	0	883	99.9
葵花籽油	100g	0	0	0	884	100
葡萄籽油	100g	0	0	0	884	100
橄欖油	100g	0	0	0	884	100
烤酥油	100g	0	0	0	883	99.9
調合植物油	100g	0	0	0	887	100.3
玉米油	100g	0.1	0	0	883	99.8
黑芝麻油	100g	0.2	0	0.1	881	99.7
牛油 (精煉)	100g	0.6	0	0	885	99.1
奶油	100g	2.3	0	0.6	716	80.1
牛油 (未煉)	100g	4.2	0	0	642	71.9
亞麻仁油	100g	6.9	0	0.2	820	92.8

豆類營養成分

名稱	重量	淨醣分 (g)	膳食纖維	蛋白質 (g)	熱量(kcal)	脂肪 (g)
毛豆	100g	5	8.7	13.8	125	2.5
毛豆仁	100g	6.1	6.4	14.6	129	3.3
黑豆	100g	14.6	22.4	28.8	319	8.2
皇帝豆 (萊豆仁)	100g	15	5.1	7.8	112	0.4
黃豆	100g	18.4	14.5	35.6	389	15.7
蠶豆	100g	23.2	23.1	26.9	456	20.9
白鳳豆	100g	33.7	22.7	27.4	348	2.8
花豆	100g	39.7	19.3	21.2	328	1.7
紅豆	100g	43	18.5	20.9	328	0.6
綠豆	100g	47.2	15.8	22.8	344	1.1

乾貨營養成分

名稱	重量	淨醣分 (g)	膳食纖維	蛋白質 (g)	熱量(kcal)	脂肪 (g)
蝦米	100g	0	0	57.1	264	2.2
正櫻蝦(熟)	100g	0	0	19.6	97	1.4
柴魚片	50g	1.3	0	38.3	192	3.1
干貝 (乾)	100g	15.5	0	58.5	256	0.7
乾香菇	50g	14	19.3	11.7	167	0.7
金針菜乾	50g	22.8	9.9	7.2	154	0.9
紅棗	50g	25.9	3.9	1.6	114	0.1

醬料及調味品營養成分

名稱	重量	淨醣分 (g)	膳食纖維	蛋白質 (g)	熱量 (kcal)	脂肪 (g)
黃芥末醬	50g	0.6	2.5	2	37	1.9
鹽巴	50g	1.4	0	0	6	0
蘑菇醬	50g	3.2	0.7	0.8	29	1.2
沙茶醬	50g	3.3	1.9	5.1	365	35.9
辣椒醬	50g	3.4	2.4	1.3	42	1.5
豆瓣醬	50g	4.1	2	7.1	89	4
洋蔥	50g	4.3	0.7	0.5	21	0.1
醬油	50g	7.3	0	3.9	45	0
醬油膏	50g	9.5	0	3.4	52	0
沙拉醬	50g	11.3	0.1	1.9	645	65.7
糖醋醬	50g	12.3	0.3	0.9	66	1.3
甜辣醬	50g	13.8	0.3	0.5	58	0
牛排醬	50g	14.4	0.7	1.3	65	0
乳瑪琳	50g	14.8	0	1.3	47	5.3
五味醬	50g	15.4	0.5	0.7	70	0.4
烤肉醬	50g	15.8	0.3	2.6	79	0.4
蠔油	50g	16	0.1	3.3	78	0.1
甜麵醬	50g	21.2	0.8	2.3	108	1.2
黑胡椒粉	50g	22.6	11.3	5.8	186	3.4
壽司醋	50g	22.6	0	0	91	0

名稱	重量	淨醣分 (g)	膳食纖維	蛋白質 (g)	熱量 (kcal)	脂肪 (g)
白胡椒粉	50g	26.2	13.2	1.9	171	0.6
蜂蜜	50g	39.8	0	0.1	154	0.1
黑砂糖	50g	47.2	0	0.3	183	0
紅砂糖	50g	49.7	0	0	193	0

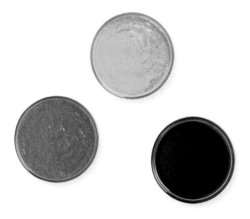

國家圖書館出版品預行編目資料

代謝力UP減醣好好：體重輕鬆瘦，體脂降10%的升級版技巧：娜塔 著.
-- 初版.-- 臺北市：如何，2019.07
208面；17×23公分. --（Happy body；178）
ISBN 978-986-136-535-0（平裝）

1.健康飲食 2.減重

411.3   108007821

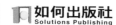

Eurasian Publishing Group
圓神出版事業機構
用心 同你對話．視野無限寬廣
如何出版社
Solutions Publishing

www.booklife.com.tw   reader@mail.eurasian.com.tw

Happy Body 178

代謝力UP減醣好好：體重輕鬆瘦，體脂降10%的升級版技巧

作　　者／陳怡婷／娜塔（Nata）
發 行 人／簡志忠
出 版 者／如何出版社有限公司
地　　址／台北市南京東路四段50號6樓之1
電　　話／（02）2579-6600・2579-8800・2570-3939
傳　　真／（02）2579-0338・2577-3220・2570-3636
總 編 輯／陳秋月
主　　編／柳怡如
專案企劃／沈蕙婷
責任編輯／柳怡如
校　　對／娜塔・柳怡如・丁予涵・張雅慧
美術編輯／金益健
行銷企畫／詹怡慧・曾宜婷
印務統籌／劉鳳剛・高榮祥
監　　印／高榮祥
排　　版／陳采淇
經 銷 商／叩應股份有限公司
郵撥帳號／18707239
法律顧問／圓神出版事業機構法律顧問　蕭雄淋律師
印　　刷／龍岡數位文化股份有限公司
2019 年 7 月　初版
2022 年 7 月　43 刷

定價 360 元　　　　　ISBN 978-986-136-535-0